DIETA DUKAN 2025

110 Novas Receitas Saborosas para Cada Fase, perda de Peso segura, dicas Práticas para o Sucesso Sustentável

KLARLOCK

ISENÇÃO DE RESPONSABILIDADE

Observe que o conteúdo deste livro é baseado na experiência pessoal e em diversas fontes de informação. Este livro tem como objetivo fornecer material útil e informativo sobre os tópicos abordados na publicação. Ele é vendido com o entendimento de que o autor e o editor não estão envolvidos na prestação de quaisquer serviços médicos, de saúde ou outros serviços profissionais pessoais no livro. O leitor deve consultar seu médico, profissional de saúde ou outro profissional competente antes de adotar qualquer sugestão deste livro ou tirar qualquer conclusão. O autor e o editor isentam-se expressamente de qualquer responsabilidade, perda ou risco, pessoal ou não, decorrente, direta ou indiretamente, do uso e aplicação de qualquer conteúdo deste livro.

OBSERVAÇÃO

No contexto deste livro, quando nos referimos a "uma xícara" como unidade de medida de ingredientes, queremos dizer usar uma xícara de cozinha padrão com capacidade de aproximadamente 2 mililitros. É essencial usar um copo medidor para obter as quantidades certas de ingredientes. Se não tiver copo medidor, pode usar um copo medidor graduado, certificando-se de que corresponde corretamente às proporções indicadas. Aqui estão alguns exemplos 1 Xícara de farinha 100 gr. 1 xícara de arroz 200 gr. 1 Xícara de Quinoa 200 g, Recomenda-se nivelar os ingredientes secos na xícara com uma espátula ou lâmina de faca para obter uma medida precisa. Para ingredientes líquidos recomenda-se encher o copo até a borda, sem apertar ou deixar espaços.

FASE DE CRUZEIRO

FASE DE CONSOLIDAÇÃO

111 SALADA DE FRANGO COM MANGA, ABACATE E SEMENTES DE GIRASSOL

FASE DE ESTABILIZAÇÃO

113 SALADA GREGA COM TOMATES, PEPINOS, PIMENTÕES, AZEITONAS E FETA

115 CARPACCIO DE ABACATE COM CAMARÕES E MANGA

117 BRUSCHETTE INTEIRA COM TOMATES, MANJERICÃO E MOZZARELLA DE BÚFALA

119 CANAPEIS DE PÃO INTEIRO COM HÚMMUS DE GRÃO DE BICO E LEGUMES GRELHADOS

121 ROLOS DE PRESUNTO CRU COM MELÃO E QUEIJO FRESCO

123 BOLINHOS DE QUINOA COM ESPINAFRE E QUEIJO LIGHT

125 SALADA DE ATUM COM FEIJÃO CANELLINI, CEBOLA ROXA E SALSA

127 CROUTTONS DE PÃO INTEGRAL COM CREME DE QUEIJO E PRESUNTO COZIDO

129 SALADA DE FRANGO COM ABACATE, MILHO E MOLHO DE IOGURTE GREGO

RECEITAS PRIMEIROS PRATOS

FASE DE ATAQUE

FASE DE CRUZEIRO

FASE DE CONSOLIDAÇÃO

FASE DE ESTABILIZAÇÃO

RECEITAS SEGUNDO PRATOS

FASE DE ATAQUE

FASE DE CRUZEIRO

FASE DE CONSOLIDAÇÃO

FASE DE ESTABILIZAÇÃO

RECEITAS LATERAL

FASE DE ATAQUE

FASE DE CRUZEIRO

FASE DE CONSOLIDAÇÃO

289 QUINOA FRIA COM PIMENTÕES, TOMATES E AZEITONAS PRETAS

291 BATATAS DOCES ASSADAS COM ALECRIM E ALHO

293 FLAN DE ABOBRINHA COM RICOTA E OVOS

FASE DE ESTABILIZAÇÃO

295 CUSCUZ INTEIRO COM LEGUMES GRELHADOS E HORTELÃ FRESCA

297 BATATAS ASSADAS COM ALECRIM E ALHO

299 OMELETE MISTA DE VEGETAIS COM ESPINAFRE, TOMATES E ABOBRINHA

INTRODUÇÃO COMPLETA À DIETA DUKAN

Bem-vindo à Dieta Dukan 2025, um guia atualizado e abrangente para alcançar seus objetivos de perda de peso e saúde por meio de uma abordagem sustentável e cientificamente comprovada. Fundada pelo Dr. Pierre Dukan em 1972, a Dieta Dukan ganhou popularidade em todo o mundo por sua eficácia na promoção da perda de peso sem sacrificar a saúde ou a satisfação alimentar. Ao longo dos anos, a Dieta Dukan tem sido objeto de pesquisas e desenvolvimentos contínuos, adaptando-se. às necessidades e às últimas descobertas científicas no campo da nutrição e da saúde. Nesta edição de 2025, exploraremos os princípios fundamentais da Dieta Dukan, suas quatro fases distintas e estratégias para o sucesso a longo prazo.

Através do equilíbrio entre proteínas magras, vegetais e a reposição gradual de outros alimentos, a Dieta Dukan não só promove a perda de peso, mas também a construção de hábitos alimentares saudáveis e sustentáveis. Cada fase do programa é projetada para oferecer uma progressão gradual e controlada, permitindo que seu corpo se adapte e alcance resultados duradouros. Neste livro, exploraremos detalhadamente todos os aspectos da Dieta Dukan 2025, fornecendo conselhos práticos, dicas para o sucesso e. depoimentos de quem abraçou essa abordagem e transformou suas vidas. Quer você seja novo na Dieta Dukan ou queira aprofundar seus conhecimentos, este livro será seu guia confiável em sua jornada para uma vida mais saudável e plena. É importante consultar um médico ou nutricionista para fazer uma avaliação personalizada e receber orientações específicas sobre a Dieta Dukan.

O QUE É A DIETA DUKAN

A dieta Dukan é uma dieta rica em proteínas criada pelo médico francês Pierre Dukan. A dieta é dividida em quatro fases:

Fase 1: Ataque

Esta fase dura de 2 a 7 dias e envolve o consumo ilimitado de proteínas magras, como carnes, aves, peixes, ovos e tofu.

Imagem da Fase 1 do Ataque da Dieta DukanAbre em uma nova janela

Ataque de Fase 1 da Dieta Dukan

Legumes não são permitidos nesta fase. O objetivo é perder o máximo de peso possível nesta fase.

Fase 2: Cruzeiro

Essa fase dura até você atingir o peso desejado.

Nesta fase, você alterna dias de proteína magra ilimitada (dias PP) com dias em que pode comer proteínas magras e vegetais (dias PV).

Cruzeiro Dieta Dukan Fase 2

Um exemplo de dia PP é comer apenas frango grelhado, enquanto um exemplo de dia PV é comer frango grelhado com vegetais cozidos no vapor. O objetivo é continuar perdendo peso, mas em ritmo mais lento.

Fase 3: Consolidação

Esta fase dura 10 dias para cada quilo perdido durante a fase 2.

Nessa fase, os carboidratos, frutas e vegetais são reintroduzidos gradativamente. O objetivo é evitar a recuperação do peso.

Fase 4: Estabilização

Esta fase dura para sempre. Nesta fase, você pode comer à vontade, mas é importante escolher alimentos saudáveis e praticar exercícios regularmente.

Estabilização da Fase 4 da Dieta Dukan

O objetivo é manter o peso alcançado.

Aqui estão alguns dos benefícios potenciais da dieta Dukan: Perda rápida de peso Melhor controle glicêmico Redução do risco de doenças cardiovasculares Aumento da saciedade Aumento de energia A dieta Dukan é uma forma eficaz de perder peso, mas é importante estar ciente dos riscos potenciais e efeitos colaterais. A dieta é rica em proteínas e pobre em carboidratos, o que pode levar à cetose, uma condição na qual o corpo queima gordura para obter energia em vez de açúcar. A dieta não é adequada para todos. Pessoas com problemas de saúde, como doenças renais ou hepáticas, não devem seguir esta dieta. Mulheres grávidas ou amamentando não devem seguir esta dieta. É importante consultar um médico antes de iniciar qualquer nova dieta.

BENEFÍCIOS DA DIETA DUKAN

A Dieta Dukan oferece uma série de benefícios para quem segue o programa diligentemente. Aqui estão alguns dos principais benefícios: 1. Perda rápida de peso: A dieta visa promover a rápida perda de peso, principalmente durante a fase de ataque, na qual se concentra na ingestão de proteínas magras. 2. Redução do apetite: O alto teor de proteínas da dieta pode ajudar a reduzir o apetite e promover maior saciedade, diminuindo assim o desejo de lanches excessivos. 3. Manutenção da massa muscular: A dieta concentra-se na ingestão de proteínas, que é crucial para a manutenção da massa muscular durante a perda de peso. 4. Programa Estruturado: A dieta é dividida em quatro fases distintas, cada uma com objetivos específicos e diretrizes claras, proporcionando assim estrutura e planejamento para sua jornada para perder peso.

5. Educação Nutricional: A dieta incentiva a conscientização alimentar e a educação nutricional, ajudando os participantes a compreender melhor o impacto dos alimentos na saúde e no peso. 6. Promoção de um estilo de vida saudável: Além da perda de peso, a Dieta Dukan também incentiva a adoção de um estilo de vida saudável através do consumo de alimentos nutritivos, atividade física regular e manutenção do peso a longo prazo. 7. Apoio comunitário: Muitas pessoas que seguem a Dieta Dukan encontram apoio e motivação através de comunidades online e reuniões de grupo, que podem ajudá-las a permanecer motivadas e a partilhar experiências semelhantes com outras pessoas. Lembre-se sempre de consultar um profissional de saúde antes de iniciar qualquer programa de dieta, incluindo a Dieta Dukan, para garantir que seja seguro e adequado às suas necessidades individuais.

AS QUATRO FASES DA DIETA DUKAN

A Dieta Dukan é dividida em quatro fases distintas, cada uma projetada para atingir objetivos específicos em sua jornada de perda e manutenção de peso. Aqui está uma visão geral das quatro fases da Dieta Dukan:

1. FASE DE ATAQUE:

Esta é a fase inicial da dieta, durante a qual você se concentra em comer apenas proteínas magras por um período limitado de tempo. O principal objetivo desta fase é iniciar rapidamente a perda de peso, fazendo com que o corpo queime o excesso de gordura. Essa fase de ataque costuma durar de 2 a 7 dias, dependendo do peso a ser perdido e das necessidades individuais.

2. FASE DE CRUZEIRO:

Durante esta fase, alimentos não proteicos, como vegetais, são gradualmente introduzidos para criar uma dieta mais equilibrada e sustentável ao longo do tempo. Alterne entre dias apenas de proteína e dias de proteína com vegetais. Este ciclo alternado continua até atingir o peso desejado. A duração desta fase depende da quantidade de peso que você deseja perder.

3. FASE DE CONSOLIDAÇÃO:

Esta fase visa estabilizar e consolidar os resultados obtidos nas fases anteriores. Nessa fase, alimentos como frutas, carboidratos integrais, queijos e porções extras de proteínas e vegetais são reintroduzidos gradativamente. A duração desta fase é calculada com base no peso perdido nas fases anteriores.

4. FASE DE ESTABILIZAÇÃO:

Esta é a fase final da dieta, durante a qual você aprende a manter o peso que conquistou a longo prazo. Nesta fase, não há restrições alimentares rígidas, mas é importante seguir algumas orientações básicas, como ter um dia só de proteína por semana, comer três colheres de sopa de farelo de aveia por dia e praticar exercícios regularmente. A fase de estabilização foi pensada para ser seguida ao longo da vida, mantendo o equilíbrio entre alimentação e estilo de vida saudável. Estas quatro fases formam o coração da Dieta Dukan, oferecendo uma estrutura e uma progressão gradual para ajudar as pessoas a atingir os seus objetivos de perda de peso de forma eficaz e sustentável.

ALIMENTOS PARA COMER E ALIMENTOS PARA EVITAR

ALIMENTOS PARA COMER NA DIETA DUKAN:

Fase de Ataque (1-7 dias):

Proteína magra ilimitada: Carne (bovina, vitela, frango, peru, coelho), peixe (branco, azul), ovos, tofu.

Legumes não são permitidos.

Fase de Cruzeiro (variável):

Dias de Proteína Pura (PP): Proteína magra ilimitada como na Fase de Ataque.

Dias de Proteínas e Vegetais (PV): Proteína magra ilimitada + Vegetais com baixo teor de amido (espinafre, acelga, brócolis, couve-flor, pepino, tomate).

Fase de Consolidação (10 dias por kg perdido na Fase 2):

1 refeição grátis por semana: Uma refeição com qualquer alimento, com moderação.

2 dias PP por semana.

Dias PV com: 1 porção de fruta e 2 porções de pão integral.

Fase de estabilização (para sempre):

Liberdade alimentar com moderação: Escolha alimentos saudáveis e nutritivos, limitando açúcares, gorduras saturadas e alimentos processados.

Exemplos de alimentos permitidos:

Carne: Carne magra, vitela, frango sem pele, peru, coelho, presunto cru magro, bresaola.

Peixes: Peixes brancos (bacalhau, pescada, solha), peixes azuis (cavala, sardinha, salmão), crustáceos (camarões, lagostins).

Ovos: Ovos inteiros, clara de ovo.

Tofu: Tofu natural, tofu sedoso.

Legumes com baixo teor de amido: espinafre, acelga, brócolis, couve-flor, pepino, tomate, erva-doce, pimentão, abóbora.

Frutas (Fase de Consolidação e Estabilização): Maçãs, peras, morangos, framboesas, laranjas, toranjas.

Pão integral (Fase de Consolidação e Estabilização): Pão integral feito de cereais integrais, centeio, aveia.

Gorduras: Azeite virgem extra, abacate, frutos secos oleosos (com moderação).

ALIMENTOS A EVITAR NA DIETA DUKAN:

Todas as fases:

Açúcar e adoçantes artificiais: Doces, biscoitos, bolos, sorvetes, bebidas açucaradas.

Grãos refinados: Pão branco, macarrão, arroz, biscoitos, bolachas.

Leguminosas: Feijão, grão de bico, lentilha.

Frutas (Fase de Ataque e Cruzeiro): Frutas açucaradas (banana, uva, figo), frutas secas.

Batatas: Batata branca, batata doce.

Queijos gordos: Queijos maduros, queijos para barrar.

Carnes curadas gordurosas: Salame, mortadela, bacon.

Bebidas alcoólicas: Vinho, cerveja, destilados.

A lista completa de alimentos permitidos e proibidos na Dieta Dukan pode variar dependendo da fase e das necessidades individuais específicas. É sempre aconselhável consultar um médico ou nutricionista para adaptar o seu plano alimentar às suas necessidades e garantir uma abordagem segura e saudável à perda de peso.

PLANEJANDO REFEIÇÕES COM A DIETA DUKAN

Planejar suas refeições é um aspecto fundamental para o sucesso da Dieta Dukan. Planejar suas refeições com antecedência ajuda você a fazer escolhas alimentares saudáveis, evitar tentações e permanecer no caminho certo para atingir seus objetivos de perda de peso. Aqui estão algumas dicas para planejar refeições na Dieta Dukan:

1. Escolha sua fase:

A primeira coisa a fazer é determinar em que fase da Dieta Dukan você se encontra. Isso afetará suas escolhas alimentares e a estrutura de suas refeições.

2. Crie uma lista de compras:

Depois de saber quais alimentos são permitidos em seu estágio atual, crie uma lista de compras detalhada para garantir que você tenha tudo o que precisa para preparar suas refeições.

3. Prepare as refeições com antecedência:

Reserve um tempo no fim de semana ou à noite para preparar algumas refeições com antecedência. Isso economizará tempo durante a semana e ajudará você a manter sua dieta no caminho certo.

4. Varie suas escolhas:

Embora a Dieta Dukan se concentre em proteínas magras e vegetais, é importante variar suas escolhas para evitar o tédio e garantir que você receba todos os nutrientes necessários.

EXEMPLOS DE PLANOS DE REFEIÇÕES PARA A DIETA DUKAN:

Fase de Ataque (1-7 dias):

Café da manhã: Omelete com legumes, iogurte grego com farelo de aveia, shake de proteína.

Almoço: Salada de frango grelhado com legumes, salmão assado com legumes, omelete com legumes.

Jantar: Bife magro com legumes grelhados, bacalhau no vapor com legumes, tofu salteado com legumes.

Fase de Cruzeiro (variável):

Dias de Proteína Pura (PP): Mesmos exemplos da Fase de Ataque.

Dias de Proteínas e Vegetais (PV): Adicione uma porção de vegetais com baixo teor de amido a cada refeição.

Fase de Consolidação (10 dias por kg perdido na Fase 2):

Café da Manhã: Mesmos exemplos da Fase Cruzeiro.

Almoço: Salada de frango grelhado com legumes e pão integral, salmão assado com legumes e arroz integral, omelete com legumes e pão integral.

Jantar: Bife magro com legumes grelhados e batata doce, bacalhau ao vapor com legumes e quinoa, tofu salteado com legumes e arroz integral.

Fase de estabilização (para sempre):

Café da manhã: Iogurte grego com frutas e granola, ovos mexidos com legumes e pão integral, smoothie proteico com frutas e legumes.

Almoço: Salada de frango grelhado com legumes e pão integral, salmão assado com legumes e arroz integral, quinoa com legumes e tofu.

Jantar: Bife magro com legumes grelhados e batata doce, bacalhau ao vapor com legumes e quinoa, tofu salteado com legumes e arroz integral.

Lembre-se de que estes são apenas exemplos e que é importante adaptar os planos de refeições às suas necessidades e preferências individuais. Consultar um médico ou nutricionista pode ser útil na criação de um plano alimentar personalizado e seguro para você.

INCORPORE EXERCÍCIOS NO SEU PLANO DE DIETA DUKAN

O exercício é um componente crítico para o sucesso da Dieta Dukan e para a manutenção de um peso saudável a longo prazo. Além de promover a perda de peso, a atividade física oferece inúmeros benefícios à saúde, incluindo:

Melhor tônus e força muscular, aumento do metabolismo

Melhor humor e níveis de energia

Maior sensação de bem-estar e autoestima

Aqui estão algumas dicas para incorporar exercícios em seu plano de dieta Dukan:

1. Escolha atividades que você gosta:

Encontrar atividades que você goste aumentará a probabilidade de você permanecer ativo ao longo do tempo.

Experimente diferentes opções como caminhada, corrida, natação, ciclismo, dança, ioga ou esportes coletivos.

2. Comece gradualmente:

Se você é novo nos exercícios, comece com sessões curtas e aumente gradualmente a duração e a intensidade ao longo do tempo.

3. Procure fazer 30 minutos de atividade física moderada na maioria dos dias da semana:

Você pode dividir a atividade em sessões mais curtas, se necessário. Por exemplo, você pode fazer três sessões de 10 minutos por dia.

4. Inclua exercícios de força:

Você pode usar pesos livres, faixas de resistência ou seu próprio peso corporal para exercícios de força.

5. Ouça o seu corpo:

Se você se sentir cansado ou dolorido, tire um dia de descanso ou reduza a intensidade do treino.

6. Encontre um parceiro de treino:

Malhar com um amigo ou familiar pode ser mais divertido e motivador.

7. Faça dos exercícios uma parte de sua rotina diária:

Encontre maneiras de incorporar a atividade física ao seu dia, como usar as escadas em vez do elevador ou estacionar mais longe da loja.

8. Não desista: Haverá dias em que você não terá vontade de malhar, mas é importante perseverar. Os benefícios do exercício a longo prazo valem o esforço.

Exercícios específicos para a Dieta Dukan:

Fase de Ataque (1-7 dias): Nesta fase, concentre-se em atividades de baixa intensidade, como caminhada lenta, natação leve ou ioga. **Fase Cruzeiro (variável):** Aumente gradualmente a intensidade e a duração dos seus treinos. Você pode incluir atividades como caminhada rápida, corrida leve, ciclismo ou treinamento de força com pesos leves.

Fase de Consolidação (10 dias por kg perdido na Fase 2): Continue com um programa regular de exercícios que inclua treinamento cardiovascular e de força.

Fase de Estabilização (para sempre): Mantenha um estilo de vida ativo com pelo menos 30 minutos de atividade física moderada na maioria dos dias da semana.

Um médico ou personal trainer pode ajudá-lo a criar um programa de exercícios seguro e eficaz para você. Incorporar exercícios em seu plano de dieta Dukan o ajudará a atingir seus objetivos de perda de peso e a melhorar sua saúde geral. Encontre atividades que você goste, comece aos poucos e aumente gradualmente a intensidade e a duração dos seus treinos ao longo do tempo. Ouça o seu corpo, faça dos exercícios uma parte da sua rotina diária e não desista!

DICAS PARA TER SUCESSO COME A DIETA DUKAN

Seguir a Dieta Dukan pode ser uma forma eficaz de perder peso, mas é importante fazê-lo de forma saudável e segura. Aqui estão algumas dicas para aumentar suas chances de sucesso com a Dieta Dukan:

1. Consulte o seu médico:

Antes de iniciar a Dieta Dukan, é importante consultar o seu médico para ter certeza de que ela é adequada para você. O seu médico pode avaliar o seu estado de saúde e dar-lhe conselhos personalizados.

2. Siga as orientações de cada fase:

A Dieta Dukan é dividida em quatro fases, cada uma com suas regras e restrições específicas. É importante seguir cuidadosamente as orientações de cada etapa para obter os melhores resultados e reduzir o risco de efeitos colaterais.

3. Beba muita água:

Beber bastante água é importante para a saúde geral e é especialmente importante durante a Dieta Dukan. A água ajuda a manter o corpo hidratado, ajuda a eliminar toxinas e pode reduzir a sensação de fome.

4. Obtenha fibra suficiente:

As fibras ajudam você a se sentir saciado e auxiliam na digestão. A Dieta Dukan inclui uma quantidade significativa de proteínas, o que pode aumentar o risco de prisão de ventre. Tomar suplementos de fibras ou consumir alimentos ricos em fibras, como vegetais com baixo teor de amido, pode ajudar a prevenir esse problema.

5. Cuidado com a ingestão de sal:

Um efeito colateral comum da Dieta Dukan é a desidratação, que pode causar prisão de ventre e cansaço. É importante reduzir a ingestão de sal durante a dieta para evitar esses problemas.

6. Acompanhe seu progresso:

Acompanhar seu peso e como você se sente pode ajudá-lo a se manter motivado e avaliar se a dieta está funcionando para você.

7. Não desista:

A perda de peso leva tempo e esforço. Haverá dias em que você poderá se sentir desanimado, mas é importante não desistir. Concentre-se em seus objetivos de longo prazo e continue seguindo sua dieta e plano de exercícios.

8. Procure suporte:

Ter o apoio de amigos, familiares ou de um grupo online pode ajudá-lo a permanecer no caminho certo e a superar desafios.

9. Ouça o seu corpo:

Se você se sentir cansado, fraco ou tiver outros efeitos colaterais negativos, é importante ouvir o seu corpo e descansar ou fazer alterações no seu plano alimentar.

10. Não faça da Dieta Dukan um estilo de vida de longo prazo:

A Dieta Dukan é um programa de perda de peso de curto prazo e não deve ser seguida para sempre. Depois de atingir o peso ideal, é importante fazer a transição para uma dieta saudável e balanceada que inclua uma variedade de alimentos nutritivos.

Seguindo essas dicas, você pode aumentar suas chances de sucesso com a Dieta Dukan e atingir seus objetivos de perda de peso de forma segura e saudável.

HISTÓRIAS DE SUCESSO E TESTEMUNHOS

A Dieta Dukan ajudou muitas pessoas a atingir seus objetivos de perda de peso. Aqui estão algumas histórias de sucesso e depoimentos de pessoas que tiveram experiências positivas com esta dieta:

1. Maria:

"Perdi 20kg com a Dieta Dukan e me sinto melhor do que nunca! No começo fiquei um pouco cético, mas decidi tentar e não me arrependi. Não só perdi peso, mas também tive mais energia e me sinto mais confiante em mim mesmo. Recomendo fortemente a Dieta Dukan para quem quer perder peso de forma saudável e segura."

2. Marcar:

"Eu estava acima do peso há anos e tentei muitas dietas sem sucesso. Então descobri a Dieta Dukan e finalmente encontrei uma dieta que funcionou para mim. Perdi 15 kg em 3 meses e mantive meu novo peso por mais de um ano. A Dieta Dukan me ensinou a fazer escolhas alimentares saudáveis e a ter uma relação mais saudável com a comida.

3. Ana:

A Dieta Dukan me ajudou a mudar meu estilo de vida e a me tornar uma pessoa mais saudável e feliz. Perdi 30 kg e ganhei mais autoconfiança. Agora gosto de fazer exercícios e cozinhar alimentos saudáveis. A Dieta Dukan foi um ponto de viragem na minha vida e eu não mudaria isso por nada no mundo."

4. Roberto:

"Eu comia emocionalmente e muitas vezes me confortava com comida. A Dieta Dukan me ajudou a identificar meus gatilhos emocionais e a desenvolver estratégias mais saudáveis para lidar com o estresse. Perdi 10 quilos e aprendi a comer para nutrir meu corpo, não minhas emoções. A Dieta Dukan me deu as ferramentas que eu precisava para mudar minha relação com a comida e melhorar minha saúde mental."

5. Laura:

"Segui a Dieta Dukan para me preparar para o meu casamento e não poderia ter pedido nada melhor! Perdi 8kg em 2 meses e me senti linda com meu vestido de noiva. aproveite ao máximo meu dia especial. Recomendo fortemente a Dieta Dukan para todas as noivas que desejam se sentir melhor em seu dia mais importante.

É importante observar que estes são apenas alguns depoimentos e que os resultados individuais podem variar. A Dieta Dukan pode ser uma forma eficaz de perder peso para muitas pessoas, mas é importante seguir atentamente as orientações e ouvir o seu corpo. É sempre aconselhável consultar um médico ou nutricionista antes de iniciar qualquer dieta, principalmente se você tiver problemas de saúde pré-existentes.

DICAS PARA MANTER O SUCESSO A LONGO PRAZO

Alcançar seus objetivos de perda de peso com a Dieta Dukan é uma conquista fantástica, mas manter o sucesso a longo prazo requer comprometimento e estratégias adequadas. Aqui estão algumas dicas que podem ajudá-lo a perder peso e manter um estilo de vida saudável:

1. Passe gradualmente para a Fase de Estabilização:

Depois de atingir seu peso ideal, não mude imediatamente para uma dieta gratuita. Faça uma transição gradual para a Fase de Estabilização, reintroduzindo lentamente os alimentos permitidos nas fases anteriores com moderação. Isso ajudará seu corpo a se adaptar à nova dieta e reduzirá o risco de recuperar peso rapidamente.

2. Ouça o seu corpo:

Preste atenção aos sinais do seu corpo e ajuste sua dieta de acordo. Se notar ganho de peso ou se sentir cansado ou sem energia, pode ser necessário fazer alterações em seu plano alimentar ou programa de exercícios.

3. Mantenha atividade física regular:

O exercício é fundamental para manter um peso saudável e melhorar a saúde geral. Procure fazer pelo menos 30 minutos de atividade física moderada na maioria dos dias da semana. Você pode incluir uma variedade de atividades, como caminhada, corrida, natação, ciclismo ou treinamento de força.

4. Faça escolhas alimentares saudáveis:

Mesmo que você não esteja mais na fase ativa da Dieta Dukan, é importante continuar fazendo escolhas alimentares saudáveis.

Limite a ingestão de alimentos processados, açúcares adicionados e gorduras saturadas.

5. Preste atenção nas porções:

Mesmo se você estiver comendo alimentos saudáveis, é importante prestar atenção ao tamanho das porções para evitar ingerir muitas calorias. Use pratos menores, meça as porções e tome cuidado para não comer muito rápido.

6. Planeje refeições e faça compras com antecedência: Planejar as refeições com antecedência e fazer compras com uma lista pode ajudá-lo a fazer escolhas alimentares saudáveis e evitar compras impulsivas no supermercado.

7. Encontre seu apoio:

Ter o apoio de amigos e familiares pode ajudá-lo a se manter motivado e no caminho certo. Compartilhar seus objetivos e desafios com outras pessoas pode ser útil e encorajador.

8. Não desanime se tiver contratempos:

É normal ter alguns soluços de vez em quando.

Se você perder peso ou recuperar algum peso, não desanime. Simplesmente volte aos trilhos e continue perseguindo seus objetivos de longo prazo.

9. Acompanhe seu progresso: Continuar monitorando seu peso e como você se sente pode ajudá-lo a se manter motivado e a identificar quaisquer áreas onde você possa precisar fazer mudanças em seu estilo de vida.

10. Recompense-se:

Comemore seus sucessos ao longo do caminho! Recompensar-se por atingir seus objetivos pode ajudá-lo a se manter motivado e tornar mais agradável manter um estilo de vida saudável.

Lembre-se de que manter o sucesso a longo prazo com a Dieta Dukan ou qualquer outro programa de perda de peso requer comprometimento e consistência. No entanto, com as estratégias certas e a mentalidade certa, você pode atingir seus objetivos e desfrutar de uma vida mais saudável e feliz.

CONCLUSÃO: ADOTE UM ESTILO DE VIDA MAIS SAUDÁVEL SEGUINDO A DIETA DUKAN

A Dieta Dukan pode ser uma forma eficaz de perder peso e melhorar a saúde geral, se seguida corretamente. Porém, é importante lembrar que não é uma solução milagrosa e exige comprometimento e consistência para alcançar resultados duradouros.

Aqui estão alguns pontos-chave a serem considerados:

A Dieta Dukan é um programa de perda de peso de curto prazo e não deve ser seguida para sempre. Depois de atingir o peso ideal, é importante fazer a transição para uma dieta saudável e balanceada que inclua uma variedade de alimentos nutritivos. Se você está pensando em seguir a Dieta Dukan, é importante conversar com seu médico para ter certeza de que ela é adequada para você.

Um médico ou nutricionista pode ajudá-lo a criar um plano personalizado que seja seguro e eficaz para você.

Além de seguir a Dieta Dukan, é importante adotar um estilo de vida mais saudável para manter o sucesso a longo prazo. Isso inclui:

Faça atividade física regularmente

Faça escolhas alimentares saudáveis

Preste atenção nas porções

Planeje refeições e compre com antecedência

Encontre o seu apoio

Monitore o progresso

Se recompense

Não desanime se você tiver alguns contratempos

Adotar um estilo de vida mais saudável pode ajudá-lo a atingir seus objetivos de perda de peso e melhorar sua saúde e bem-estar geral.

PERSPECTIVAS FUTURAS PARA A DIETA DUKAN

A Dieta Dukan é um programa popular de perda de peso que existe há mais de 20 anos. Ao longo dos anos, a dieta passou por diversas mudanças e muitas pesquisas foram realizadas sobre seus efeitos na saúde.

Aqui estão algumas perspectivas futuras para a Dieta Dukan:

Pesquisa Contínua: É provável que mais pesquisas sejam realizadas sobre os efeitos da Dieta Dukan na saúde, tanto a curto quanto a longo prazo. Esta pesquisa pode ajudar a identificar os benefícios e riscos potenciais da dieta e determinar para quem ela é mais adequada.

Personalização: À medida que a tecnologia avança, é possível que a Dieta Dukan seja ainda mais personalizada para atender às necessidades individuais. Isso pode envolver o uso de testes genéticos ou outros biomarcadores para determinar o plano alimentar ideal para cada pessoa.

Integração com tecnologia: A Dieta Dukan pode ser integrada com tecnologia, como aplicativos de smartphones ou dispositivos vestíveis, para ajudar as pessoas a seguir a dieta e monitorar seu progresso.

Novas variações da dieta: Podem ser desenvolvidas novas variações da Dieta Dukan baseadas nos princípios originais, mas que levem em consideração novas pesquisas ou tendências alimentares.

É importante notar que estas são apenas perspectivas futuras e não é possível prever com certeza o que o futuro reserva para a Dieta Dukan. No entanto, é claro que a dieta continuará a evoluir à medida que novas pesquisas são realizadas e as tecnologias evoluem.

Independentemente do futuro da Dieta Dukan, é importante lembrar que não existe solução mágica para perda de peso. A melhor maneira de perder peso e mantê-lo é seguir uma dieta saudável e balanceada e praticar exercícios regularmente.

Além disso, é sempre importante consultar o seu médico antes de iniciar qualquer novo programa de perda de peso, principalmente se você tiver problemas de saúde pré-existentes.

RECEITAS
DE APERITIVOS

FASE DE ATAQUE

OVOS RECHEADOS
COM ATUM E SALSA

Tempo de preparo: 15 minutos

Tempo de cozimento: 10 minutos

Doses: 1 pessoa

Ingredientes:

1 ovo

1 lata de atum natural (80 g)

1 colher de sopa de salsa picada

1 colher de sopa de iogurte grego

1/2 dente de alho picado (opcional)

Sal e pimenta a gosto

Preparação:

Cozinhe o ovo em água fervente por 10 minutos. Escorra e deixe esfriar em água fria corrente. Descasque o ovo e corte-o ao meio no sentido do comprimento. Retire a gema e coloque em uma tigela. Amasse a gema com um garfo. Adicione o atum, a salsa, o iogurte, o alho (se for usar), o sal e a pimenta. Misture bem até obter uma mistura homogênea. Preencha as cavidades dos ovos com a mistura de atum. Sirva imediatamente ou guarde na geladeira por até 2 dias.

Valores nutricionais (por porção):

Calorias: 150kcal

Proteína: 15 gr

Gordura: 8 gr

Carboidratos: 2 gr

CARPACCIO DE CARNE COM RÚCULA E FLOCOS DE PARMESÃO

Tempo de preparo: 10 minutos

Tempo de cozimento: 0 minutos

Doses: 1 pessoa

Ingredientes:

100g de carne bovina

magro (por exemplo, filé, peixe prateado)

50 g de rúcula

20 g de flocos de parmesão

Azeite extra virgem a gosto

Suco de limão a gosto

Sal e pimenta a gosto

Preparação:

Corte a carne em fatias finas com uma faca afiada ou um fatiador. Disponha as fatias de carne num prato de servir. Tempere com azeite extra virgem, suco de limão, sal e pimenta. Adicione a rúcula e os flocos de parmesão. Sirva imediatamente.

Valores nutricionais (por porção):

Calorias: 250 kcal

Proteína: 25 gr

Gordura: 15 gr

Carboidratos: 1g

ESPETADOS DE CAMARÃO GRELHADO COM LIMÃO

Tempo de preparo: 10 minutos

Tempo de cozimento: 5-7 minutos

Doses: 1 pessoa

Ingredientes:

100g de camarões frescos limpos

1/2 limão

1/2 colher de sopa de óleo

azeite extra virgem

Sal e pimenta a gosto

Preparação:

Lave os camarões e seque-os com papel absorvente. Espete os camarões num espeto de madeira. Regue os camarões com azeite virgem extra, sal e pimenta. Grelhe o camarão por 5-7 minutos de cada lado ou até dourar e estar cozido. Sirva o camarão com rodelas de limão.

Valores nutricionais (por porção):

Calorias: 125 kcal

Proteína: 15 gr

Gordura: 5 gr

Carboidratos: 0 gr

SALADA DE FRANGO COM AIPO E MOSTARDA

Tempo de preparo: 15 minutos

Tempo de cozimento: 20 minutos

Doses: 1 pessoa

Ingredientes:

150g de peito de frango

grelhado ou cozido

1 talo de aipo

1 colher de sopa de iogurte grego

1 colher de chá de

Mostarda Dijon

Sal e pimenta a gosto

Preparação:

Corte o peito de frango em cubos. Lave o aipo e corte-o em rodelas finas. Numa tigela, misture o frango, o aipo, o iogurte, a mostarda, o sal e a pimenta. Sirva a salada imediatamente. Você pode adicionar outros ingredientes à salada, como tomate, pepino ou azeitona. Você pode preparar a salada com antecedência e guardar na geladeira por até 2 dias.

Valores nutricionais (por porção):

Calorias: 300 kcal

Proteína: 35 gr

Gordura: 15 gr

Carboidratos: 5 gr

CANAPÉS DE SALMÃO FUMADO COM PEPINO

Tempo de preparo: 5 minutos

Tempo de cozimento: 0 minutos

Doses: 1 pessoa

Ingredientes:

1 fatia de pão integral

50 g de salmão fumado

1/4 de pepino

Salsa picada (opcional)

Sal e pimenta a gosto

Preparação:

Torrar pão integral. Disponha o salmão defumado sobre o pão. Corte o pepino em fatias finas e arrume-o sobre o salmão. Polvilhe com salsa picada (opcional). Sal e pimenta a gosto.

Valores nutricionais (por porção):

Calorias: 250 kcal

Proteína: 25 gr

Gordura: 12 gr

Carboidratos: 5 gr

ABOBRINHA GRELHADA COM MOLHO DE TOMATE FRESCO

Tempo de preparo: 15 minutos

Tempo de cozimento: 10 minutos

Doses: 1 pessoa

Ingredientes:

1 abobrinha média

1 tomate maduro

1 colher de sopa de óleo

azeite extra virgem

Manjericão fresco picado

Sal e pimenta a gosto

Preparação:

Lave a curgete e corte-a em rodelas com cerca de 1 cm de espessura. Grelhe as abobrinhas por 5-7 minutos de cada lado ou até dourar e ficar macia. Entretanto prepare o molho de tomate: corte o tomate em pequenos pedaços e coloque numa tigela. Adicione o azeite virgem extra, o manjericão picado, o sal e a pimenta. Misture bem. Sirva as abobrinhas grelhadas com o molho de tomate fresco. Você pode adicionar outros ingredientes ao molho de tomate, como cebola, alho ou pimenta malagueta. Se preferir, você pode cozinhar as abobrinhas no forno em vez de na grelha.

Valores nutricionais (por porção):

Calorias: 150kcal

Proteína: 10 gr

Gordura: 8 gr

Carboidratos: 5 gr

TOMATES RECHEADOS COM RICOTA E MANJERICÃO

Tempo de preparo: 15 minutos

Tempo de cozimento: 15 minutos

Doses: 1 pessoa

Ingredientes:

10 tomates cereja

50g de ricota

1 colher de sopa de manjericão

fresco picado

Sal e pimenta a gosto

Azeite virgem extra

azeitona (opcional)

Preparação:

Lave os tomates cereja e corte-os ao meio no sentido do comprimento. Retire as sementes e a polpa dos tomates cereja com uma colher de chá. Em uma tigela, misture a ricota, o manjericão picado, o sal e a pimenta. Recheie os tomates cereja com a mistura de ricota. Regue os tomates cereja com azeite extra virgem (opcional). Cozinhe os tomates cereja em forno pré-aquecido a 180°C por 15 minutos, ou até dourarem.

Valores nutricionais (por porção):

Calorias: 150 kcal

Proteína: 15 gr

Gordura: 8 gr

Carboidratos: 5 gr

PIMENTOS ASSADOS RECHEADOS COM ATUM E ALCAPARRAS

Tempo de preparo: 20 minutos

Tempo de cozimento: 30 minutos

Doses: 1 pessoa

Ingredientes:

1 pimenta vermelha

50 g de atum natural

1 colher de sopa de alcaparras

1 colher de sopa de óleo

azeite extra virgem

Salsa picada (opcional)

Sal e pimenta a gosto

Preparação:

Lave a pimenta e corte-a ao meio no sentido do comprimento. Retire as sementes e a parte branca da pimenta. Cozinhe os pimentões em forno pré-aquecido a 180°C por 30 minutos ou até ficarem macios. Entretanto prepare o recheio: numa tigela, esmigalhe o atum, junte as alcaparras, o azeite virgem extra, a salsa picada (opcional), o sal e a pimenta. Misture bem. Quando os pimentões estiverem cozidos, recheie-os com a mistura de atum. Sirva os pimentões quentes ou frios. Você pode adicionar outros ingredientes ao recheio, como azeitonas, tomate seco ou cebola. Valores nutricionais (por porção):

Calorias: 250 kcal

Proteína: 25 gr

Gordura: 15 gr

Carboidratos: 5 gr

ESPETOS DE MUSSARELA E TOMATE

Tempo de preparo: 10 minutos

Tempo de cozimento: 0 minutos

Doses: 1 pessoa

Ingredientes:

5 tomates cereja

5 pedaços de mussarela

Manjericão fresco (opcional)

Azeite virgem extra

azeitona (opcional)

Sal e pimenta a gosto

Preparação:

Lave os tomates cereja e corte-os ao meio. Escorra a mussarela e corte em cubos. Passe alternadamente os tomates cereja e os cubos de mussarela em um espeto de madeira. Decore com folhas frescas de manjericão (opcional). Regue com azeite extra virgem (opcional). Sal e pimenta a gosto. Você pode usar tomates cereja de diferentes variedades e cores para deixar os espetos mais coloridos. Se preferir, você pode usar mussarela light ou com baixo teor de gordura.

Valores nutricionais (por porção):

Calorias: 200 kcal

Proteína: 20 gr

Gordura: 12 gr

Carboidratos: 5 gr

FASE DE CRUZEIRO

SALADA DE FRANGO COM LEGUMES GRELHADOS

Tempo de preparo: 20 minutos

Tempo de cozimento: 15 minutos

Doses: 1 pessoa

Ingredientes:

150g de peito de frango

grelhado ou cozido

1 abobrinha média

1 berinjela média

1 pimenta vermelha

1 colher de sopa de óleo

azeite extra virgem

Manjericão fresco picado

Sal e pimenta a gosto

Preparação:

Lave os legumes e corte-os em rodelas. Grelhe os vegetais por 5-7 minutos de cada lado ou até dourar e ficar macio. Corte o peito de frango em cubos. Numa tigela, misture o frango, os legumes grelhados, o azeite virgem extra, o manjericão picado, o sal e a pimenta. Sirva a salada imediatamente.

Valores nutricionais (por porção):

Calorias: 350 kcal

Proteína: 40 gr

Gordura: 15 gr

Carboidratos: 10 gr

MOUSSE DE SALMÃO FUMADO COM IOGURTE GREGO

Tempo de preparo: 10 minutos

Tempo de cozimento: 0 minutos

Doses: 1 pessoa

Ingredientes:

50 g de salmão fumado

100g de iogurte grego

1 colher de sopa de suco de limão

Cebolinha

picado (opcional)

Sal e pimenta a gosto

Preparação:

Bata no liquidificador o salmão defumado, o iogurte grego, o suco de limão, o sal e a pimenta até ficar homogêneo. Decore com cebolinha picada (opcional). Sirva a mousse imediatamente. Você pode usar outros tipos de peixe defumado, como truta ou cavala. Se preferir, você pode usar iogurte grego desnatado ou light. Você pode adicionar outros ingredientes à mousse, como abacate, cream cheese ou especiarias

Valores nutricionais (por porção):

Calorias: 250 kcal

Proteína: 30 gr

Gordura: 12 gr

Carboidratos: 5 gr

CARPACCIO DE BETERRABA COM RICOTA

Tempo de preparo: 15 minutos

Tempo de cozimento: 0 minutos

Doses: 1 pessoa

Ingredientes:

100 g de beterraba pré-cozida

50g de ricota

1 noz

Salsa picada

(opcional)

Sal e pimenta a gosto

Azeite virgem extra

azeitona (opcional)

Preparação:

Descasque a beterraba pré-cozida e corte-a em rodelas finas com um bandolim ou uma faca afiada. Disponha as fatias de beterraba em um prato de servir. Esfarele a ricota sobre as rodelas de beterraba. Pique a noz e polvilhe sobre a ricota. Polvilhe com salsa picada (opcional). Sal e pimenta a gosto. Regue com azeite extra virgem (opcional).

Valores nutricionais (por porção):

Calorias: 250 kcal

Proteína: 20 gr

Gordura: 15 gr

Carboidratos: 10 gr

ESPETOS DE CAMARÃO E ABOBRINHA

Tempo de preparo: 20 minutos

Tempo de cozimento: 10 minutos

Doses: 1 pessoa

Ingredientes:

100g de camarões frescos limpos

1 abobrinha média

1 colher de sopa de óleo

azeite extra virgem

Manjericão fresco picado

Sal e pimenta a gosto

Preparação:

Lave os camarões e seque-os com papel absorvente. Lave a abobrinha e corte-a em rodelas. Espete alternadamente os camarões e as fatias de curgete num espeto de madeira. Regue os espetos com azeite virgem extra, sal e pimenta. Grelhe os espetos por 5-7 minutos de cada lado ou até que os camarões estejam dourados e cozidos. Decore com manjericão fresco picado. Você pode usar outros tipos de vegetais para os espetos, como pimentão, berinjela ou cebola. Se preferir, você pode cozinhar os espetos no forno em vez de na grelha.

Valores nutricionais (por porção):

Calorias: 300kcal

Proteína: 35 gr

Gordura: 15 gr

Carboidratos: 5 gr

OVOS RECHEADOS COM ATUM E IOGURTE GREGO

Tempo de preparo: 15 minutos

Tempo de cozimento: 10 minutos

Doses: 1 pessoa

Ingredientes:

2 ovos

50 g de atum natural

2 colheres de sopa de iogurte grego

1 colher de sopa de alcaparras

Salsinha

picado (opcional)

Sal e pimenta a gosto

Preparação:

Cozinhe os ovos em água fervente por 10 minutos. Escorra-os e deixe esfriar em água fria. Descasque os ovos e corte-os ao meio no sentido do comprimento. Retire as gemas e coloque-as numa tigela. Pique o atum e junte às gemas. Adicione o iogurte grego, as alcaparras, a salsa picada (opcional), o sal e a pimenta. Misture bem. Preencha as cavidades dos ovos com a mistura de atum. Sirva imediatamente.

Valores nutricionais (por porção):

Calorias: 250 kcal

Proteína: 25 gr

Gordura: 15 gr

Carboidratos: 5 gr

SALADA DE MARISCO COM LEGUMES

Tempo de preparo: 20 minutos

Tempo de cozimento: 10 minutos

Doses: 1 pessoa

Ingredientes:

100g de camarões frescos limpos

100g de lula

1 abobrinha média

1 tomate

1 colher de sopa de óleo

azeite extra virgem

Manjericão fresco picado

Sal e pimenta a gosto

Preparação:

Lave os camarões e as lulas e seque-os com papel absorvente. Cozinhe os camarões e as lulas em água fervente por 5 minutos. Escorra-os e deixe esfriar. Lave a abobrinha e corte-a em rodelas finas. Corte o tomate em pedaços pequenos. Numa tigela, misture os camarões, a lula, a curgete, o tomate, o azeite virgem extra, o manjericão picado, o sal e a pimenta. Sirva a salada imediatamente. Você pode usar outros tipos de peixes e frutos do mar para a salada. Se preferir, você pode cozinhar o camarão e a lula na grelha ou no vapor em vez de água fervente.

Valores nutricionais (por porção):

Calorias: 350 kcal

Proteína: 40 gr

Gordura: 15 gr

Carboidratos: 10 gr

CARPACCIO DE SALMÃO COM MOLHO DE IOGURTE E CEBOLINHA

Tempo de preparo: 15 minutos

Tempo de cozimento: 0 minutos

Doses: 1 pessoa

Ingredientes:

100g de salmão fumado

100g de iogurte grego

1 colher de sopa de suco de limão

1 colher de sopa de cebolinha picada

Sal e pimenta a gosto

Preparação:

Disponha as fatias de salmão fumado num prato de servir. Numa tigela, misture o iogurte grego, o suco de limão, a cebolinha picada, o sal e a pimenta. Despeje o molho de iogurte sobre o salmão defumado. Sirva imediatamente.

Valores nutricionais (por porção):

Calorias: 300 kcal

Proteína: 35 gr

Gordura: 15 gr

Carboidratos: 5 gr

BOLINHOS DE ABROBRINHA COM HORTELÃ E LIMÃO

Tempo de preparo: 20 minutos

Tempo de cozimento: 10 minutos

Doses: 1 pessoa

Ingredientes:

1 abobrinha média

1 ovo

2 colheres de sopa de farinha de aveia

1 colher de sopa de hortelã fresca picada

1 colher de sopa de suco de limão

Sal e pimenta a gosto

Azeite virgem extra

azeitona para fritar

Preparação:

Lave a abobrinha e rale. Numa tigela, misture a curgete ralada, o ovo, a farinha de aveia, a hortelã picada, o sumo de limão, o sal e a pimenta. Aqueça o azeite virgem extra numa frigideira antiaderente. Despeje uma colher da mistura para panquecas na panela e cozinhe por 2-3 minutos de cada lado ou até dourar. Escorra as panquecas em papel absorvente. Sirva imediatamente.

Valores nutricionais (por porção):

Calorias: 250 kcal

Proteína: 15 gr

Gordura: 15 gr

Carboidratos: 15 gr

ROLOS DE PIMENTA COM ATUM E AZEITONAS PRETAS

Tempo de preparo: 25 minutos

Tempo de cozimento: 15 minutos

Doses: 1 pessoa

Ingredientes:

1 pimenta vermelha

50 g de atum natural

10 azeitonas pretas

1 colher de sopa de alcaparras

1 colher de sopa de

salsa picada

Sal e pimenta a gosto

Azeite virgem extra

azeitona (opcional)

Preparação:

Lave a pimenta e corte-a em tiras com cerca de 2 cm de largura. Cozinhe as tiras de pimentão em água fervente por 5 minutos. Escorra-os e deixe esfriar. Pique o atum e misture com as azeitonas pretas, as alcaparras, a salsa picada, o sal e a pimenta. Coloque uma colher da mistura de atum em cada tira de pimentão. Enrole as tiras de pimentão para formar rolinhos. Regue os rolinhos com azeite virgem extra (opcional). Sirva imediatamente. Você pode adicionar outros ingredientes à mistura de atum, como cream cheese ou temperos.

Valores nutricionais (por porção):

Calorias: 350 kcal

Proteína: 35 gr

Gordura: 20 gr

Carboidratos: 5 gr

FASE DE CONSOLIDAÇÃO

SALADA DE QUINOA COM LEGUMES GRELHADOS E FETA

Tempo de preparo: 30 minutos

Tempo de cozimento: 20 minutos

Doses: 1 pessoa

Ingredientes:

50g de quinoa

1 abobrinha média

1 berinjela média

1 pimenta vermelha

50 g de queijo feta

1 colher de sopa de óleo

azeite extra virgem

Manjericão fresco picado

Sal e pimenta a gosto

Preparação:

Lave a quinoa em água corrente. Cozinhe a quinoa em água fervente com sal por 15 minutos. Escorra e deixe esfriar. Lave os legumes e corte-os em rodelas. Grelhe os vegetais por 5-7 minutos de cada lado ou até dourar e ficar macio. Corte o queijo feta em cubos. Numa tigela, misture a quinoa, os legumes grelhados, o queijo feta, o azeite virgem extra, o manjericão picado, o sal e a pimenta. Sirva a salada imediatamente.

Valores nutricionais (por porção):

Calorias: 450 kcal

Proteína: 30 gr

Gordura: 20 gr

Carboidratos: 35 gr

BRUSCHETE INTEIRA COM TOMATE E MANJERICÃO FRESCO

Tempo de preparo: 15 minutos

Tempo de cozimento: 10 minutos

Doses: 4 bruschettas

Ingredientes:

4 fatias de pão integral

200g de tomate cereja

10 folhas frescas de manjericão

1 dente de alho

2 colheres de sopa de óleo

azeite extra virgem

Sal e pimenta a gosto

Preparação:

Corte os tomates cereja em pedaços pequenos. Pique o manjericão fresco. Frite o alho picado em azeite extra virgem por 1 minuto. Adicione os tomates cereja e cozinhe por 5 minutos. Sal e pimenta a gosto. Torre as fatias de pão integral. Espalhe as fatias de pão com a mistura de tomate cereja. Decore com folhas frescas de manjericão. Sirva a bruscheta imediatamente. Você pode usar outros tipos de vegetais para a bruscheta, como pimentão, berinjela ou cebola.

Valores nutricionais (por porção):

Calorias: 250 kcal

Proteína: 10 gr

Gordura: 15 gr

Carboidratos: 25 gr

CAPRESE COM TOMATE, MUSSARELA LIGHT E MANJERICÃO

Tempo de preparo: 10 minutos

Tempo de cozimento: 0 minutos

Doses: 1 pessoa

Ingredientes:

1 tomate maduro

100g de mussarela light

5 folhas frescas de manjericão

Azeite virgem extra

azeitona (opcional)

Sal e pimenta a gosto

Preparação:

Lave o tomate e corte-o em rodelas. Corte a mussarela light em rodelas. Disponha as rodelas de tomate e mussarela em um prato alternando-as. Decore com folhas frescas de manjericão. Regue com azeite extra virgem (opcional). Sal e pimenta a gosto. Sirva o caprese imediatamente.

Valores nutricionais (por porção):

Calorias: 250 kcal

Proteína: 25 gr

Gordura: 15 gr

Carboidratos: 5 gr

CANAPÉS DE PÃO INTEIRO COM ABACATE E SALMÃO FUMADO

Tempo de preparo: 15 minutos

Tempo de cozimento: 0 minutos

Porções: 2 canapés

Ingredientes:

2 fatias de pão integral

1/2 abacate maduro

50 g de salmão fumado

Suco de limão (opcional)

Sal e pimenta a gosto

Preparação:

Torre as fatias de pão integral. Amasse o abacate com um garfo e espalhe sobre a torrada. Disponha o salmão fumado sobre o pão com o abacate. Regue com suco de limão (opcional). Sal e pimenta a gosto. Sirva os canapés imediatamente. Você pode usar outros tipos de pão para canapés, como pão de centeio ou pão de cereais. Se preferir, você pode assar o abacate por 10 minutos antes de amassá-lo.

Valores nutricionais (por porção):

Calorias: 350 kcal

Proteína: 30 gr

Gordura: 20 gr

Carboidratos: 20 gr

PANQUECAS DE TRIGO SARRACENO COM ABOBRINHA E PARMESÃO

Tempo de preparo: 20 minutos

Tempo de cozimento: 10 minutos

Porções: 4 panquecas

Ingredientes:

50 g de farinha de trigo sarraceno

1 abobrinha média

30g de parmesão ralado

1 ovo

1 colher de sopa de leite desnatado

1 colher de sopa de óleo

azeite extra virgem

Sal e pimenta a gosto

Preparação:

Lave a abobrinha e rale. Numa tigela, misture a farinha de trigo sarraceno, o parmesão ralado, o ovo, o leite desnatado, o azeite virgem extra, o sal e a pimenta. Adicione a abobrinha ralada e misture bem. Aqueça o azeite virgem extra numa frigideira antiaderente. Despeje uma colher da mistura para panquecas na panela e cozinhe por 2-3 minutos de cada lado ou até dourar. Escorra as panquecas em papel absorvente. Sirva as panquecas imediatamente.

Valores nutricionais (por porção):

Calorias: 250 kcal

Proteína: 15 gr

Gordura: 15 gr

Carboidratos: 20 gr

SALADA DE LENTILHA COM PIMENTÃO ASSADO E ATUM

Tempo de preparo: 30 minutos

Tempo de cozimento: 20 minutos

Doses: 1 pessoa

Ingredientes:

50 g de lentilhas secas

1 pimenta vermelha

50 g de atum natural

1 colher de sopa de óleo

azeite extra virgem

Cebola roxa (opcional)

Salsa picada (opcional)

Sal e pimenta a gosto

Preparação:

Lave as lentilhas em água corrente. Cozinhe as lentilhas em água fervente com sal por 20 minutos. Escorra-os e deixe esfriar. Lave a pimenta e corte em tiras. Asse ou grelhe as tiras de pimentão por 10 minutos ou até ficarem macias. Pique o atum. Numa tigela, misture as lentilhas, os pimentos assados, o atum, o azeite virgem extra, o sal e a pimenta. Adicione a cebola roxa picada e a salsa picada (opcional). Sirva a salada imediatamente. Você pode usar outros tipos de leguminosas para a salada, como grão de bico ou feijão.

Valores nutricionais (por porção):

Calorias: 400kcal

Proteína: 35 gr

Gordura: 20 gr

Carboidratos: 25 gr

ROLOS DE BERINJELA GRELHADA COM PRESUNTO COZIDO E QUEIJO LIGHT

Tempo de preparo: 25 minutos

Tempo de cozimento: 15 minutos

Doses: 2 rolos

Ingredientes:

1 berinjela média

50 g de presunto cozido

50 g de queijo light

Manjericão fresco (opcional)

Azeite virgem extra

azeitona (opcional)

Sal e pimenta a gosto

Preparação:

Lave a berinjela e corte-a em rodelas longitudinais finas. Grelhe as fatias de berinjela por 5 minutos de cada lado ou até ficarem macias. Escorra-os e deixe esfriar. Disponha uma fatia de presunto cozido sobre cada fatia de berinjela grelhada. Adicione uma fatia de queijo light. Enrole as fatias de berinjela formando rolinhos. Decore com manjericão fresco (opcional). Regue com azeite extra virgem (opcional). Sal e pimenta a gosto. Sirva os rolinhos imediatamente.

Valores nutricionais (por porção):

Calorias: 300kcal

Proteína: 25 gr

Gordura: 15 gr

Carboidratos: 10 gr

CROUTTONS DE PÃO INTEGRAL COM CREME DE RICOTA E TOMATE SECOS

Tempo de preparo: 15 minutos

Tempo de cozimento: 0 minutos

Porções: 4 croutons

Ingredientes:

4 fatias de pão integral

100g de ricota

5 tomates secos

Manjericão fresco (opcional)

Azeite virgem extra

azeitona (opcional)

Sal e pimenta a gosto

Preparação:

Torre as fatias de pão integral. Em uma tigela, misture a ricota, o tomate seco picado, o manjericão fresco picado (opcional), o azeite virgem extra (opcional), o sal e a pimenta. Espalhe o creme de ricota nos croutons de pão integral. Sirva os croutons imediatamente.

Valores nutricionais (por porção):

Calorias: 250 kcal

Proteína: 15 gr

Gordura: 15 gr

Carboidratos: 20 gr

SALADA DE FRANGO COM MANGA, ABACATE E SEMENTES DE GIRASSOL

Tempo de preparo: 20 minutos

Tempo de cozimento: 10 minutos (para frango)

Doses: 1 pessoa

Ingredientes:

100g de peito de frango

1/2 manga madura

1/2 abacate maduro

1 colher de sopa de sementes de girassol

Suco de limão (opcional)

Azeite virgem extra

azeitona (opcional)

Sal e pimenta a gosto

Preparação:

Cozinhe o peito de frango na grelha ou na frigideira por 10 minutos. Corte o frango em pedaços pequenos. Corte a manga em pedaços pequenos. Corte o abacate em pedaços pequenos. Numa tigela, misture o frango, a manga, o abacate, as sementes de girassol, o suco de limão (opcional), o azeite extra virgem (opcional), o sal e a pimenta. Sirva a salada imediatamente. Você pode usar outras frutas para a salada, como abacaxi ou mamão. Se preferir pode cozinhar o frango no forno. Valores nutricionais (por porção):

Calorias: 450 kcal

Proteína: 35 gr

Gordura: 25 gr

Carboidratos: 15 gr

FASE DE ESTABILIZAÇÃO

SALADA GREGA COM TOMATES PEPINOS, PIMENTÕES, AZEITONAS E FETA

Tempo de preparo: 20 minutos

Tempo de cozimento: 0 minutos

Doses: 1 pessoa

Ingredientes:

1 tomate maduro

1/2 pepino

1/2 pimentão verde ou vermelho

10 azeitonas pretas

50 g de queijo feta

1 colher de sopa de azeite extra virgem

Orégano fresco (opcional)

Sal e pimenta a gosto

Preparação:

Lave o tomate, o pepino e a pimenta. Corte o tomate em rodelas, o pepino em pedaços e o pimentão em tiras. Disponha os legumes num prato de servir. Adicione as azeitonas pretas e o queijo feta esfarelado. Regue com azeite extra virgem. Polvilhe com orégano fresco (opcional). Sal e pimenta a gosto. Sirva a salada imediatamente.

Valores nutricionais (por porção):

Calorias: 350 kcal

Proteína: 25 gr

Gordura: 20 gr

Carboidratos: 10 gr

CARPACCIO DE ABACATE
COM CAMARÕES E MANGA

Tempo de preparo: 20 minutos

Tempo de cozimento: 0 minutos

Doses: 1 pessoa

Ingredientes:

1/2 abacate maduro

5 camarões limpos

1/2 manga madura

1 colher de sopa de suco de limão

1 colher de sopa de óleo

azeite extra virgem

Sementes de gergelim (opcional)

Sal e pimenta a gosto

Preparação:

Corte o abacate em fatias finas. Disponha as fatias de abacate em um prato de servir. Pique os camarões e arrume-os sobre o abacate. Corte a manga em rodelas finas e disponha-as sobre os camarões. Regue com suco de limão e azeite extra virgem. Polvilhe com sementes de gergelim (opcional). Sal e pimenta a gosto. Sirva o carpaccio imediatamente.

Valores nutricionais (por porção):

Calorias: 400 kcal

Proteína: 30 gr

Gordura: 25 gr

Carboidratos: 15 gr

BRUSCHETTE INTEIRA COM TOMATES MANJERICÃO E MOZZARELA DE BÚFALA

Tempo de preparo: 15 minutos

Tempo de cozimento: 10 minutos

(para torrar pão)

Doses: 4 bruschettas

Ingredientes:

4 fatias de pão integral

200g de tomate cereja

10 folhas frescas de manjericão

100g de mussarela de búfala

Azeite virgem extra

azeitona (opcional)

Sal e pimenta a gosto

Preparação:

Torre as fatias de pão integral. Lave os tomates cereja e corte-os em pedaços pequenos. Pique o manjericão fresco. Corte a mussarela de búfala em rodelas. Disponha os tomates cereja, o manjericão picado e a mussarela de búfala sobre as fatias de pão torradas. Regue com azeite extra virgem (opcional). Sal e pimenta a gosto. Sirva a bruscheta imediatamente.

Valores nutricionais (por porção):

Calorias: 350 kcal

Proteína: 25 gr

Gordura: 20 gr

Carboidratos: 15 gr

CANAPÉS DE PÃO INTEIRO COM HUMMUS DE GRÃO DE BICO E LEGUMES GRELHADOS

Tempo de preparo: 25 minutos

Tempo de cozimento: 15 minutos

(para grelhar legumes)

Porções: 2 canapés

Ingredientes:

2 fatias de pão integral

100g de grão de bico cozido

1/2 berinjela

1/2 pimenta vermelha

1 colher de sopa de suco de limão

1 dente de alho

1 colher de sopa de tahine

Sal e pimenta a gosto

Preparação:

Torre as fatias de pão integral. Lave a berinjela e a pimenta. Corte a berinjela em rodelas e o pimentão em tiras. Grelhe os legumes por 10 minutos ou até ficarem macios. Num processador de alimentos, bata o grão de bico cozido, os legumes grelhados, o sumo de limão, o alho, o tahini, o azeite virgem extra (opcional), o sal e a pimenta até ficar cremoso. Espalhe o homus de grão de bico nas fatias de pão torrado. Sirva os canapés imediatamente.

Valores nutricionais (por porção):

Calorias: 400kcal

Proteína: 30 gr

Gordura: 25 gr

Carboidratos: 15 gr

ROLIOS DE PRESUNTO CRU COM MELÃO E QUEIJO FRESCO

Tempo de preparo: 15 minutos

Tempo de cozimento: 0 minutos

Doses: 4 rolos

Ingredientes:

4 fatias de presunto cru

1/4 de melão maduro

100g de queijo fresco

(como ricota ou robiola)

Manjericão fresco (opcional)

Sal e pimenta a gosto

Preparação:

Corte o melão em rodelas finas. Espalhe o queijo fresco nas rodelas de melão. Disponha uma fatia de presunto cru sobre cada fatia de melão com queijo fresco. Enrole as fatias de melão para formar rolinhos. Decore com manjericão fresco (opcional). Sal e pimenta a gosto. Sirva os rolinhos imediatamente.

Valores nutricionais (por porção):

Calorias: 300 kcal

Proteína: 20 gr

Gordura: 15 gr

Carboidratos: 15 gr

BOLINHOS DE QUINOA COM ESPINAFRE E QUEIJO LIGHT

Tempo de preparo: 20 minutos

Tempo de cozimento: 10 minutos

Porções: 4 panquecas

Ingredientes:

50g de quinoa

100g de espinafre

50g de queijo

ralado leve

1 ovo

1 colher de sopa de leite desnatado

1 colher de sopa de óleo

azeite extra virgem

Sal e pimenta a gosto

Preparação:

Lave a quinoa em água corrente. Cozinhe a quinoa em água fervente com sal por 15 minutos. Escorra e deixe esfriar. Lave os espinafres e ferva-os num pouco de água a ferver durante 2 minutos. Retire o espinafre e esprema bem. Numa tigela, misture a quinoa, os espinafres picados, o queijo light ralado, o ovo, o leite desnatado, o azeite virgem extra, o sal e a pimenta. Aqueça o azeite virgem extra numa frigideira antiaderente. Despeje uma colher da mistura para panquecas na panela e cozinhe por 2-3 minutos de cada lado ou até dourar. Escorra as panquecas em papel absorvente. Sirva as panquecas imediatamente. Valores nutricionais (por porção): Calorias: 250 kcal

Proteína: 20 gr

Gordura: 10 gr

Carboidratos: 20 gr

SALADA DE ATUM COM FEIJÃO CANNELLINI, CEBOLA ROXA E SALSA

Tempo de preparo: 20 minutos

Tempo de cozimento: 0 minutos

Doses: 1 pessoa

Ingredientes:

120g de atum natural

100g de feijão canelini cozido

1/2 cebola roxa

Salsinha

Azeite virgem extra

azeitona (opcional)

Suco de limão (opcional)

Sal e pimenta a gosto

Preparação:

Pique o atum. Lave os grãos canelini em água corrente. Corte a cebola roxa em rodelas finas. Pique a salsa fresca. Numa tigela, misture o atum, o feijão canelini, a cebola roxa, a salsa fresca, o azeite virgem extra (opcional), o sumo de limão (opcional), o sal e a pimenta. Sirva a salada imediatamente.

Valores nutricionais (por porção):

Calorias: 400 kcal

Proteína: 35 gr

Gordura: 20 gr

Carboidratos: 25 gr

CROUTTONS DE PÃO INTEGRAL COM CREME DE QUEIJO E PRESUNTO COZIDO

Tempo de preparo: 15 minutos

Tempo de cozimento: 0 minutos

Porções: 4 croutons

Ingredientes:

4 fatias de pão integral

100g de queijo fresco

(como ricota ou robiola)

50 g de presunto cozido

Manjericão fresco (opcional)

Azeite virgem extra

azeitona (opcional)

Sal e pimenta a gosto

Preparação:

Torre as fatias de pão integral. Numa tigela, misture o queijo fresco, o presunto cozido picado, o manjericão fresco picado (opcional), o azeite virgem extra (opcional), o sal e a pimenta. Espalhe o cream cheese e o presunto nos croutons de pão integral. Sirva os croutons imediatamente.

Valores nutricionais (por porção):

Calorias: 250 kcal

Proteína: 20 gr

Gordura: 15 gr

Carboidratos: 15 gr

SALADA DE FRANGO COM ABACATE, MILHO E MOLHO DE IOGURTE GREGO

Tempo de preparo: 25 minutos

Tempo de cozimento: 10 minutos

Doses: 1 pessoa

Ingredientes:

100g de peito de frango

1/2 abacate maduro

1 colher de sopa de milho

100g de iogurte grego

Suco de limão (opcional)

Azeite virgem extra

azeitona (opcional)

Sal e pimenta a gosto

Preparação:

Cozinhe o peito de frango na grelha ou na frigideira por 10 minutos. Corte o frango em pedaços pequenos. Corte o abacate em pedaços pequenos. Em uma tigela, misture o frango, o abacate, o milho, o iogurte grego, o suco de limão (opcional), o azeite de oliva extra virgem (opcional), o sal e a pimenta. Sirva a salada imediatamente. Você pode adicionar outros ingredientes à salada, como azeitonas, tomates ou ervas.

Valores nutricionais (por porção):

Calorias: 450 kcal

Proteína: 40 gr

Gordura: 25 gr

Carboidratos: 10 gr

RECEITAS
PRIMEIROS PRATOS

FASE DE ATAQUE

**KONJAC PENNE COM
PESTO GENOVESE**

Tempo de preparo: 10 minutos

Tempo de cozimento: 5 minutos

Doses: 1 pessoa

Ingredientes:

100g de canetas konjac

50 g de pesto genovês

25 g de tomate cereja

Manjericão fresco (opcional)

Sal e pimenta a gosto

Preparação:

Enxágue as canetas konjac: Enxágue as canetas konjac em água corrente para remover qualquer líquido conservante. Cozinhe o penne konjac: Cozinhe o penne konjac em água fervente por 2-3 minutos. Escorra o penne konjac: Escorra o penne konjac e escorra bem. Tempere o penne konjac: Em uma tigela, tempere o penne konjac com o pesto genovês. Adicione os tomates cereja: Corte os tomates cereja ao meio e adicione-os ao penne konjac temperado.

Decore com manjericão fresco (opcional): Se desejar, decore o prato com folhas frescas de manjericão. Sal e pimenta a gosto: Sal e pimenta a gosto. Sirva imediatamente o penne konjac com pesto genovês, bem quente.

Valores nutricionais (por porção):

Calorias: 125kcal

Proteína: 10 gr

Gordura: 7,5 gr

Carboidratos: 2,5 gr

RISOTO DE COUVE-FLOR COM COGUMELOS PORCINI

Tempo de preparo: 20 minutos

Tempo de cozimento: 15 minutos

Doses: 1 pessoa

Ingredientes:

1/4 de couve-flor

50 g de cogumelos porcini

1/2 cebola

25g de parmesão ralado

Caldo de legumes (opcional)

Azeite virgem extra

Sal e pimenta a gosto

Preparação:

Corte a couve-flor: Corte a couve-flor em florzinhas. Lave os cogumelos porcini: Lave os cogumelos porcini e corte-os em rodelas. Pique a cebola: Pique a cebola finamente. Frite a cebola: Numa panela, aqueça o azeite virgem extra e frite a cebola até ficar transparente. Adicione os cogumelos porcini: Adicione os cogumelos porcini picados à cebola e cozinhe por 2-3 minutos. Adicione a couve-flor: Adicione os floretes de couve-flor à panela e cozinhe por cerca de 5 minutos. Adicione caldo de legumes (opcional): Se necessário, adicione um pouco de caldo de legumes para ajudar no cozimento da couve-flor.

Cozinhe a couve-flor: Cozinhe a couve-flor até ficar macia, cerca de 10 minutos. Junte o parmesão ralado: Retire a panela do fogo e junte o risoto com o parmesão ralado. Sal e pimenta a gosto: Sal e pimenta a gosto. Sirva imediatamente: Sirva imediatamente o risoto de couve-flor com cogumelos porcini, bem quente.

Valores nutricionais (por porção):

Calorias: 150kcal

Proteína: 12,5 gr

Gordura: 7,5 gr

Carboidratos: 5 gr

LASANHA DE ABOBRINHA COM MOLHO DE PERU

Tempo de preparo: 40 minutos

Tempo de cozimento: 45 minutos

Doses: 1 pessoa

Ingredientes

200 g de abobrinha

200g de peru picado

400 g de tomate pelado

1 cebola

1 dente de alho

Manjericão fresco

30g de parmesão

ralado light (opcional)

2 colheres de sopa de azeite extra virgem

Sal e pimenta a gosto

Preparação:

Prepare o ragù (20 minutos): Pique a cebola e o alho. Refogue a cebola no azeite até ficar transparente. Adicione o alho e cozinhe por 1 minuto. Adicione o peru moído e cozinhe em pedaços por 10 minutos. Adicione o tomate pelado, o manjericão, o sal e a pimenta. Cozinhe em fogo baixo por 20 minutos, mexendo. Preparar as abobrinhas (5 minutos): Lave e corte as abobrinhas em rodelas finas (3 mm). Monte a lasanha (10 minutos): Espalhe uma primeira camada de ragù em uma assadeira antiaderente. Cubra com as fatias de curgete. Repita as camadas, terminando com ragù. Cubra a panela com papel alumínio.

Asse em forno pré-aquecido a 180°C por 30 minutos. Descubra a panela e polvilhe com parmesão (opcional). Asse por mais 15 minutos até dourar. Servir (10 minutos): Deixe a lasanha descansar 10 minutos antes de servir.

Valores nutricionais (por porção):

Calorias: 450 kcal

Proteína: 40 gr

Gordura: 25 gr

Carboidratos: 10 gr

OMELETATO DE COUVE-FLOR COM TOMATE E MUSSARELA

Tempo de preparo: 20 minutos

Tempo de cozimento: 20 minutos

Doses: 1 pessoa

Ingredientes:

200g de couve-flor

3 ovos

50 g de mussarela light

100g de tomate cereja

Manjericão fresco

1 colher de sopa de óleo

azeite extra virgem

Sal e pimenta a gosto

Preparação:

Prepare a couve-flor (10 minutos): Lave e corte a couve-flor em florzinhas. Cozinhe no vapor por 10 minutos até ficar macio. Prepare a omelete (10 minutos): Bata os ovos com sal e pimenta numa tigela. Aqueça o óleo em uma frigideira antiaderente. Despeje a mistura de ovos na panela. Distribua uniformemente. Monte a omelete (5 minutos): Disponha sobre a omelete a couve-flor cozida, os tomates cereja cortados ao meio e a mussarela fatiada ou ralada. Cozinhando (15 minutos): Cubra a panela com uma tampa. Cozinhe em fogo baixo por 15 minutos. Verifique o cozimento e cozinhe até dourar. Servir (5 minutos): Aproveite a omelete quente. Valores nutricionais (por porção): Calorias: 300 kcal

Proteína: 25 gr

Gordura: 15 gr

Carboidratos: 10 gr

OVOS MEXIDOS COM SALMÃO E ESPINAFRE

Tempo de preparo: 10 minutos

Tempo de cozimento: 5 minutos

Doses: 1 pessoa

Ingredientes:

2 ovos

100g de salmão fumado

100g de espinafre fresco

1 colher de sopa de óleo

azeite extra virgem

Sal e pimenta a gosto

Preparação:

Frite o azeite: Aqueça o azeite virgem extra numa frigideira antiaderente.

Cozinhe o espinafre: Adicione o espinafre lavado e cozinhe por alguns minutos até murchar. Adicione o salmão: Adicione o salmão defumado cortado em tiras e cozinhe por mais um minuto. Bata os ovos: Bata os ovos numa tigela com uma pitada de sal e pimenta. Despeje os ovos: Despeje os ovos batidos na frigideira com o espinafre e o salmão. Cozinhe os ovos: Cozinhe os ovos mexidos em fogo médio-baixo, mexendo de vez em quando, até atingir a consistência desejada. Servir: Sirva imediatamente os ovos mexidos com salmão e espinafre. Valores nutricionais (por porção):

Calorias: 250 kcal

Proteína: 25 gr

Gordura: 15 gr

Carboidratos: 0 gr

SALADA DE ATUM COM TOMATES E AZEITONAS

Tempo de preparo: 10 minutos

Tempo de cozimento: 0 minutos

Doses: 1 pessoa

Ingredientes:

120g de atum em lata

1 tomate médio

50 g de azeitonas pretas sem caroço

1 colher de sopa de óleo

azeite extra virgem

Orégano fresco (opcional)

Sal e pimenta a gosto

Preparação:

Corte o tomate: Corte o tomate em pedaços pequenos. Pique as azeitonas: Pique as azeitonas pretas. Monte a salada: Em uma tigela, misture o atum escorrido, o tomate, as azeitonas, o azeite virgem extra, o orégano fresco (opcional), o sal e a pimenta. Misture os ingredientes: Misture bem os ingredientes. Servir: Sirva a salada de atum com tomate e azeitonas gelada.

Valores nutricionais (por porção):

Calorias: 200kcal

Proteína: 20 gr

Gordura: 10 gr

Carboidratos: 5 gr

OMELETE COM COGUMELOS E QUEIJO

Tempo de preparo: 10 minutos

Tempo de cozimento: 5 minutos

Doses: 1 pessoa

Ingredientes:

2 ovos

50g de cogumelos

fresco (de sua escolha)

20g de queijo

luz ralada

1 colher de sopa de manteiga

Sal e pimenta a gosto

Preparação:

Frite a manteiga: Frite a manteiga em uma frigideira antiaderente. Cozinhe os cogumelos: Lave e corte os cogumelos. Adicione-os à panela e cozinhe por cerca de 5 minutos ou até ficarem macios. Bata os ovos: Bata os ovos numa tigela com uma pitada de sal e pimenta. Despeje os ovos: Despeje os ovos batidos na frigideira com os cogumelos. Polvilhe com queijo: Polvilhe com queijo ralado light. Cozinhe a omelete: Cozinhe a omelete em fogo médio-baixo, dobrando-a ao meio quando as bordas começarem a firmar. Sirva a omelete com cogumelos e queijo bem quente.

Valores nutricionais (por porção):

Calorias: 280 kcal

Proteína: 22 gr

Gordura: 20 gr

Carboidratos: 2 gr

SALADA DE FRANGO GRELHADO COM ABACATE E PEPINOS

Tempo de preparo: 15 minutos

Tempo de cozimento: 10 minutos

Doses: 1 pessoa

Ingredientes:

150g de peito de frango

1/2 abacate maduro

1 pepino médio

1 colher de sopa de óleo

azeite extra virgem

Suco de limão (opcional)

Sal e pimenta a gosto

Preparação:

Cozinhe o peito de frango na grelha ou em uma frigideira antiaderente por cerca de 10 minutos de cada lado ou até dourar e estar cozido. Corte o pepino: Lave o pepino e corte-o em rodelas finas. Pique o abacate: Pique o abacate maduro em uma tigela. Tempere o abacate: Regue o abacate com um fiozinho de suco de limão (opcional) para evitar que escureça. Monte a salada: Em uma tigela grande, misture o frango grelhado fatiado, o pepino fatiado, o abacate picado, o azeite virgem extra, sal e pimenta a gosto. Misture os ingredientes: Misture bem os ingredientes para combinar tudo. Sirva a salada de frango grelhado com abacate e pepino gelado. Valores nutricionais (por porção):

Calorias: 300 kcal, Proteína: 30 gr

Gordura: 18 g, Carboidratos: 5 g

FASE DE CRUZEIRO

SALADA BRESAOLA COM RÚCULA, PARMESÃO E MELÃO

Tempo de preparo: 10 minutos

Tempo de cozimento: 0 minutos

Doses: 1 pessoa

Ingredientes:

100g de bresaola

100g de rúcula

50g de parmesão

150 g de melão

Azeite virgem extra

Vinagre balsâmico

Sal e pimenta a gosto

Preparação:

Corte o melão em rodelas e depois em cubos. Em uma travessa, arrume a rúcula, a bresaola fatiada, o melão picado e o parmesão em flocos. Regue a salada com um fio de azeite virgem extra e vinagre balsâmico. Adicione sal e pimenta a gosto. Sirva a salada de bresaola com rúcula, parmesão e melão fresco.

Valores nutricionais (por porção):

Calorias: 350 kcal

Proteína: 30 gr

Gordura: 15 gr

Carboidratos: 5 gr

ESPAGUETE KONJAC COM AMÊIJOAS E TOMATES

Tempo de preparo: 15 minutos

Tempo de cozimento: 10 minutos

Doses: 1 pessoa

Ingredientes:

200g de espaguete konjac

200g de amêijoas

200g de tomate cereja

1 dente de alho

1/2 copo de vinho branco seco

Salsinha

Azeite virgem extra

Sal e pimenta a gosto

Preparação:

Lave cuidadosamente as amêijoas em água corrente para remover quaisquer impurezas. Numa frigideira, aqueça o azeite virgem extra e frite o alho picado por um minuto. Adicione as amêijoas à frigideira e deglaceie com o vinho branco. Tampe a panela e cozinhe as amêijoas por cerca de 5 minutos ou até abrirem. Corte os tomates cereja ao meio e junte-os às amêijoas. Cozinhe por mais alguns minutos. Lave e escorra o espaguete konjac. Adicione o konjac escorrido à panela com as amêijoas e os tomates cereja. Misture bem para combinar tudo. Adicione salsa fresca picada, sal e pimenta a gosto. Sirva o espaguete konjac com amêijoas e tomate cereja bem quente. Valores nutricionais (por porção):

Calorias: 250 kcal, Proteína: 25 gr

Gordura: 10 g, Carboidratos: 5 g

CREME DE FUNCHO
COM CAMARÃO

Tempo de preparo: 20 minutos

Tempo de cozimento: 30 minutos

Doses: 1 pessoa

Ingredientes:

200 g de Funcho

1/2 cebola

1/2 batata média

350 ml de caldo de legumes

100g de camarão limpos

Azeite virgem extra

Sal e pimenta a gosto

Preparação:

Lave e limpe a erva-doce, a cebola e a batata. Corte o funcho em pedaços pequenos, a cebola em rodelas e a batata em cubos. Numa frigideira, aqueça o azeite virgem extra e frite a cebola por alguns minutos. Adicione a erva-doce e a batata e cozinhe por cerca de 5 minutos, mexendo ocasionalmente. Despeje o caldo de legumes e deixe ferver. Cozinhe por cerca de 20 minutos ou até que a erva-doce e a batata estejam macias. Bata a mistura no liquidificador até obter um creme homogêneo. Adicione o camarão ao creme e cozinhe por mais um minuto. Tempere com sal e pimenta a gosto. Sirva o creme de erva-doce com os camarões bem quentes. Valores nutricionais (por porção): Calorias: 175 kcal, Proteína: 15 gr

Gordura: 7,5 gr

Carboidratos: 5 gr

SOPA LEVE DE PEIXE COM MISTA DE LEGUMES

Tempo de preparo: 30 minutos

Tempo de cozimento: 40 minutos

Doses: 1 pessoa

Ingredientes:

250 g de peixe misto (incluindo bacalhau, dourada, cavala)

100 g de mistura de vegetais (entre incluindo cenouras, abobrinhas, batatas)

1/2 cebola

1/4 dente de alho

750 ml de caldo de legumes

Azeite virgem extra

Salsinha

Sal e pimenta a gosto

Preparação:

Lave e limpe o peixe. Corte os legumes em pedaços pequenos. Numa frigideira aqueça o azeite virgem extra e frite a cebola e o alho picados durante alguns minutos. Adicione os vegetais misturados e cozinhe por cerca de 5 minutos, mexendo ocasionalmente. Despeje o caldo de legumes e deixe ferver. Cozinhe por cerca de 20 minutos ou até os legumes ficarem macios. Adicione o peixe e cozinhe por mais 10 minutos ou até que o peixe esteja cozido. Tempere com sal e pimenta a gosto. Polvilhe com salsa fresca picada. Sirva a sopa leve de peixe com mistura de legumes bem quente. Valores nutricionais (por porção):

Calorias: 125kcal

Proteína: 15 gr

Gordura: 5 gr

Carboidratos: 2,5 g

OMELETE DE ATUM E COGUMELOS

Tempo de preparo: 10 minutos

Tempo de cozimento: 15 minutos

Doses: 1 pessoa

Ingredientes:

2 ovos

70 g de atum natural

50 g de cogumelos frescos misturados

1/2 cebola pequena

1 colher de sopa de óleo

azeite extra virgem

Sal e pimenta a gosto

Salsinha

picado (opcional)

Preparação:

Pique a cebola finamente. Lave e corte os cogumelos. Aqueça o óleo em uma frigideira antiaderente. Frite a cebola por alguns minutos, até amolecer. Adicione os cogumelos e cozinhe por 5-7 minutos, mexendo sempre. Adicione o atum escorrido e esfarelado. Numa tigela, bata os ovos com uma pitada de sal e pimenta. Despeje a mistura de ovos na panela com o atum e os cogumelos. Cozinhe a omelete em fogo baixo por cerca de 5 minutos, até engrossar o fundo. Dobre a omelete ao meio e cozinhe por mais 2-3 minutos. e sirva quente.

Valores nutricionais:

Calorias: aproximadamente 300 kcal

Proteína: aproximadamente 35 g

Gordura: aproximadamente 15 g

Carboidratos: aproximadamente 5 g

OMELETE DE ERVAS LEVES E QUEIJO

Tempo de preparo: 5 minutos

Tempo de cozimento: 10 minutos

Doses: 1 pessoa

Ingredientes:

2 ovos

20 g de ricota light

30g de queijo ralado

light (parmesão, grana padano)

Cebolinha fresca a gosto

Sal e pimenta a gosto

Azeite virgem extra

(para untar a forma)

Preparação:

Numa tigela, bata os ovos com uma pitada de sal e pimenta. Adicione a ricota, o queijo ralado e a cebolinha picada. Misture bem a mistura. Numa frigideira antiaderente aqueça um fio de azeite. Despeje a mistura de ovos na frigideira e cozinhe a omelete em fogo baixo por cerca de 5 minutos, até engrossar o fundo. Dobre a omelete ao meio e cozinhe por mais 2-3 minutos. Servir quente. Você pode variar os vegetais e o queijo ao seu gosto. Para uma versão ainda mais leve, você pode usar apenas claras de ovo em vez de ovos inteiros.

Valores nutricionais:

Calorias: aproximadamente 250 kcal

Proteína: aproximadamente 25 g

Gordura: aproximadamente 12 g

Carboidratos: aproximadamente 3 g

TAGLIATELLE DE ABOBRINHA COM MOLHO DE LENTILHA

Tempo de preparo: 30 minutos

Tempo de cozimento: 40 minutos

Doses: 1 pessoa

Ingredientes:

1 abobrinha grande

100 g de lentilhas secas

1/2 cebola pequena

1 cenoura pequena

1 talo de aipo

1 colher de sopa de óleo

azeite extra virgem

1 dente de alho

1 tomate pelado

1 folha de louro

Sal e pimenta a gosto

Manjericão fresco

picado (opcional)

Preparação:

Lave as lentilhas e deixe-as de molho por pelo menos 2 horas. Entretanto, lave a abobrinha e corte-a em tiras finas com um descascador de batatas ou um bandolim, formando o "tagliatelle". Pique finamente a cebola, a cenoura e o aipo. Aqueça o óleo em uma panela. Frite a cebola, a cenoura e o aipo por alguns minutos, até ficarem macios. Adicione o alho picado e cozinhe por mais um minuto. Adicione as lentilhas lavadas, o tomate pelado, o louro, o sal e a pimenta.

Tampe a panela e cozinhe em fogo baixo por cerca de 30 minutos, mexendo de vez em quando, até que as lentilhas estejam cozidas. Enquanto o ragù cozinha, cozinhe o "tagliatelle" de abobrinha em água fervente com sal por 2-3 minutos. Escorra as abobrinhas e tempere-as com um fio de azeite. Sirva o "tagliatelle" de courgette com o ragù de lentilhas quente, polvilhando com manjericão fresco picado (opcional).

Valores nutricionais:

Calorias: aproximadamente 400 kcal

Proteína: aproximadamente 30 g

Gordura: aproximadamente 15 g

Carboidratos: aproximadamente 10 g

SALADA QUENTE DE FRANGO COM COGUMELOS E SOJA

Tempo de preparo: 20 minutos

Tempo de cozimento: 15 minutos

Doses: 1 pessoa

Ingredientes:

120g de peito de frango fatiado

100 g de cogumelos frescos misturados

2 colheres de sopa de molho de soja

1 colher de sopa de óleo

azeite extra virgem

1/2 cebola pequena

1 dente de alho

1/2 limão

Salada verde mista a gosto

Sementes de gergelim (opcional)

Preparação:

Lave e corte os cogumelos. Pique finamente a cebola e o alho. Marinar o frango com molho de soja, azeite, suco de meio limão, sal e pimenta por pelo menos 15 minutos. Aqueça o óleo em uma frigideira antiaderente. Frite a cebola e o alho por alguns minutos, até ficarem macios. Adicione os cogumelos e cozinhe por 5-7 minutos, mexendo sempre. Adicione o frango marinado e cozinhe por cerca de 5 minutos de cada lado, até dourar e cozinhar por dentro.

Entretanto, prepare a salada lavando a alface e colocando-a num prato. Adicione os cogumelos cozidos e o frango. Tempere com um fio de azeite e o sumo de meio limão. Polvilhe com sementes de gergelim (opcional) e sirva quente.

Valores nutricionais:

Calorias: aproximadamente 350 kcal

Proteína: aproximadamente 40 g

Gordura: aproximadamente 12 g

Carboidratos: aproximadamente 5 g

FASE DE CONSOLIDAÇÃO

LASANHA DE VEGETAIS COM BECHAMELLA LEVE

Tempo de preparo: 45 minutos

Tempo de cozimento: 45 minutos

Doses: 1 pessoa

Ingredientes:

2 berinjelas pequenas

1 abobrinha média

1 pimenta vermelha

1 cebola pequena

200 g de bechamel light (preparado

com leite desnatado e farinha integral)

50 g de ricota light

50 g de parmesão light ralado

Manjericão fresco picado (opcional)

Sal e pimenta a gosto

Azeite virgem extra

(para untar a forma)

Preparação:

Lave as beringelas, a abobrinha e o pimentão. Corte as berinjelas em fatias finas no sentido do comprimento. Grelhe as beringelas dos dois lados durante alguns minutos, até murcharem ligeiramente. Corte a curgete e a pimenta em rodelas finas. Pique a cebola finamente. Aqueça um fio de azeite numa frigideira antiaderente. Frite a cebola por alguns minutos, até amolecer. Adicione as abobrinhas e a pimenta e cozinhe por 5-7 minutos, mexendo sempre. Em uma tigela, misture a ricota light com o parmesão ralado e uma pitada de sal e pimenta. Prepare o bechamel light seguindo as instruções da embalagem. Unte uma assadeira com óleo.

Disponha uma camada de berinjelas grelhadas no fundo da panela. Espalhe um pouco de bechamel light nas beringelas. Espalhe a camada de legumes cozidos (abobrinha e pimentão). Adicione uma colher da mistura de ricota e parmesão. Repita as camadas até acabarem os ingredientes. Finalize com uma leve camada de bechamel. Leve ao forno pré-aquecido a 180°C durante cerca de 30 minutos, até a lasanha ficar dourada e o molho bechamel gratinado. Retire do forno e deixe descansar alguns minutos antes de servir.

Valores nutricionais:

Calorias: aproximadamente 450 kcal

Proteína: aproximadamente 35 g

Gordura: aproximadamente 20 g

Carboidratos: aproximadamente 15 g

RISOTO DE COUVE FLOR E CAMARÃO

Tempo de preparo: 25 minutos

Tempo de cozimento: 20 minutos

Doses: 1 pessoa

Ingredientes:

150 g de couve-flor

100 g de camarões limpos

1/2 cebola pequena

1 dente de alho

1/2 copo de vinho branco seco

400 ml de caldo de legumes light

1 colher de sopa de azeite extra virgem

Salsa fresca picada

Sal e pimenta a gosto

Preparação:

Lave a couve-flor e corte-a em florzinhas.
Pique finamente a cebola e o alho. Frite a
cebola e o alho em uma frigideira
antiaderente com azeite por alguns minutos,
até ficarem macios. Adicione os floretes de
couve-flor e cozinhe por 5 minutos, mexendo
sempre. Despeje o vinho branco e deixe o
álcool evaporar. Adicione o caldo de legumes
quente e cozinhe por cerca de 15 minutos,
mexendo de vez em quando, até a couve-flor
ficar macia. Entretanto, cozinhe os camarões
noutra frigideira antiaderente com um fio de
azeite durante alguns minutos de cada lado,
até ficarem dourados.

Adicione o camarão cozido ao risoto e misture delicadamente. Tempere com sal e pimenta a gosto. Desligue o fogo e misture o risoto com uma colher de manteiga (opcional). Sirva o risoto quente, polvilhado com salsa fresca picada.

Valores nutricionais:

Calorias: aproximadamente 450 kcal

Proteína: aproximadamente 40 g

Gordura: aproximadamente 15 g

Carboidratos: aproximadamente 30 g

NHOQUE DE ABÓBORA COM RAGU DE SOJA

Tempo de preparo: 40 minutos

Tempo de cozimento: 30 minutos

Doses: 1 pessoa

Ingredientes:

200g de abóbora

50 g de farinha integral

1 ovo

1 colher de sopa de parmesão ralado

Sal e pimenta a gosto

Azeite virgem extra

(para untar a forma)

Para o molho de soja:

100g de tofu

1/2 cebola pequena

1 dente de alho

2 colheres de sopa de molho de soja

1 colher de sopa de azeite extra virgem

1 tomate pelado

1/2 copo de caldo de legumes light

Sal e pimenta a gosto

Preparação:

Lave a abóbora e corte-a em pedaços. Cozinhe a abóbora no vapor ou em água fervente por cerca de 15 minutos, até ficar macia. Amasse a abóbora com um garfo até obter um purê. Adicione a farinha integral, o ovo, o parmesão ralado, o sal e a pimenta. Sove bem a mistura até obter uma massa lisa e macia. Se necessário, adicione um pouco de farinha integral ou água para ajustar a consistência. Forme o nhoque com as mãos molhadas. Disponha o nhoque em uma bandeja enfarinhada.

Para o molho de soja: esmigalhe o tofu com as mãos. Pique finamente a cebola e o alho. Aqueça o óleo em uma frigideira antiaderente. Frite a cebola e o alho por alguns minutos, até ficarem macios. Adicione o tofu esfarelado e cozinhe por 5 minutos, mexendo sempre. Adicione o molho de soja, o tomate pelado, o caldo de legumes, o sal e a pimenta. Cozinhe o molho de soja por cerca de 15 minutos, mexendo de vez em quando, até engrossar. Adicione manjericão fresco picado (opcional). Cozinhando: Cozinhe os nhoques em água fervente com sal por 2-3 minutos, até que flutuem na superfície. Escorra os nhoques e tempere com o molho de soja picante. Valores nutricionais:

Calorias: aproximadamente 400 kcal

Proteína: aproximadamente 35 g

Gordura: aproximadamente 15 g

Carboidratos: aproximadamente 20 g

MACARRÃO INTEGRAL COM FRANGO E COGUMELOS

Tempo de preparo: 25 minutos

Tempo de cozimento: 20 minutos

Doses: 1 pessoa

Ingredientes:

80 g de macarrão integral

120g de peito de frango fatiado

100 g de cogumelos frescos misturados

1/2 cebola pequena

1 dente de alho

1 colher de sopa de óleo

azeite extra virgem

1/2 copo de vinho

branco seco (opcional)

Salsa fresca picada

Sal e pimenta a gosto

Preparação:

Lave e corte os cogumelos. Pique finamente a cebola e o alho. Marinar o frango com uma pitada de sal e pimenta por alguns minutos. Aqueça o óleo em uma frigideira antiaderente. Frite a cebola e o alho por alguns minutos, até ficarem macios. Adicione os cogumelos e cozinhe por 5-7 minutos, mexendo sempre. Adicione o frango marinado e cozinhe por cerca de 5 minutos de cada lado, até dourar e cozinhar por dentro. Deglaze com vinho branco seco (opcional) e deixe o álcool evaporar.

Cozinhe o macarrão integral em água fervente com sal pelo tempo indicado na embalagem. Escorra o macarrão e tempere com um fio de azeite para evitar que grude. Adicione o macarrão ao frango e aos cogumelos na panela e misture bem. Tempere com sal e pimenta a gosto. Sirva o macarrão quente, polvilhado com salsa fresca picada.

Valores nutricionais:

Calorias: aproximadamente 400 kcal

Proteína: aproximadamente 35 g

Gordura: aproximadamente 15 g

Carboidratos: aproximadamente 25 g

SOPA DE PEIXE COM CEVADA PÉROLA

Tempo de preparo: 30 minutos

Tempo de cozimento: 40 minutos

Doses: 1 pessoa

Ingredientes:

200 g de peixe fresco misto

(bacalhau, dourada, robalo)

50 g de cevadinha

1/2 cebola pequena

1 cenoura pequena

1 talo de aipo

1 dente de alho

1 tomate pelado

1 litro de caldo de legumes

1 colher de sopa de azeite extra virgem

Salsa fresca picada

Sal e pimenta a gosto

Preparação:

Lave o peixe e corte-o em pedaços. Lave a cevada pérola e deixe de molho por pelo menos 30 minutos. Pique finamente a cebola, a cenoura e o aipo. Frite a cebola, a cenoura e o aipo numa frigideira com azeite por alguns minutos, até ficarem macios. Adicione o alho picado e cozinhe por mais um minuto. Adicione o tomate pelado e amasse com uma colher. Adicione o caldo de legumes e deixe ferver.

Adicione a cevada escorrida e cozinhe por cerca de 20 minutos, até ficar macia. Adicione o peixe e cozinhe por mais 10 minutos, até ficar cozido. Tempere com sal e pimenta a gosto. Sirva a sopa quente, polvilhada com salsa fresca picada.

Valores nutricionais:

Calorias: aproximadamente 350 kcal

Proteína: aproximadamente 30 g

Gordura: aproximadamente 10 g

Carboidratos: aproximadamente 20 g

CANELONES INTEIROS COM RICOTA E BETERRABA

Tempo de preparo: 40 minutos

Tempo de cozimento: 30 minutos

Doses: 1 pessoa

Ingredientes:

4 canelones integrais

200g de ricota

150 g de acelga

1/2 cebola pequena

1 dente de alho

1 colher de sopa de parmesão ralado

1 colher de sopa de azeite extra virgem

Bechamel light (preparado com leite

farinha desnatada e integral)

Salsa fresca picada

Sal e pimenta a gosto

Preparação:

Lave as beterrabas e ferva-as em água fervente com sal por alguns minutos. Escorra-os e esprema-os bem. Pique finamente a cebola e o alho. Frite a cebola e o alho em uma panela com azeite por alguns minutos, até ficarem macios. Adicione a beterraba picada e cozinhe por 5 minutos, mexendo sempre. Numa tigela, misture a ricota com o parmesão ralado, uma pitada de sal e pimenta. Adicione a beterraba cozida e misture bem. Cozinhe os canelones integrais em água fervente com sal pelo tempo indicado na embalagem.

Escorra e recheie com a mistura de ricota e acelga. Disponha os canelones em uma assadeira. Cubra os canelones com o bechamel light. Leve ao forno pré-aquecido a 180°C durante cerca de 20 minutos, até o molho bechamel ficar gratinado. Retire do forno e deixe descansar alguns minutos antes de servir. Polvilhe com salsa fresca picada.

Valores nutricionais:

Calorias: aproximadamente 400 kcal

Proteína: aproximadamente 35 g

Gordura: aproximadamente 15 g

Carboidratos: aproximadamente 25 g

TORTA DE TRIGO INTEGRAL COM LEGUMES DA TEMPORADA

Tempo de preparo: 45 minutos

Tempo de cozimento: 40 minutos

Doses: 1 pessoa

Ingredientes:

1 rolo de massa folhada integral

200 g de vegetais da estação

(abobrinha, pimentão, berinjela)

1/2 cebola pequena

1 dente de alho

1 colher de sopa de óleo

azeite extra virgem

2 ovos

50g de ricota

50g de parmesão ralado

Salsa fresca picada

Sal e pimenta a gosto

Preparação:

Lave os vegetais sazonais e corte-os em
pedaços pequenos. Pique finamente a cebola
e o alho. Frite a cebola e o alho em uma
panela com azeite por alguns minutos, até
ficarem macios. Adicione os vegetais sazonais
e cozinhe-os por 10-15 minutos, mexendo
sempre. Numa tigela, bata os ovos com a
ricota, o parmesão ralado, uma pitada de sal
e pimenta. Adicione os legumes cozidos à
mistura de ovo e ricota e misture bem.
Desenrole a massa folhada integral e forre
uma assadeira.

Despeje a mistura de vegetais e ricota sobre a massa folhada. Asse em forno pré-aquecido a 180°C por cerca de 40 minutos, até que a saborosa torta esteja dourada. Retire do forno e deixe descansar alguns minutos antes de servir. Polvilhe com salsa fresca picada.

Valores nutricionais:

Calorias: aproximadamente 450 kcal

Proteína: aproximadamente 30 g

Gordura: aproximadamente 20 g

Carboidratos: aproximadamente 30 g

SOPA DE MASSAS E LEGUMES INTEIRAS

Tempo de preparo: 30 minutos

Tempo de cozimento: 40 minutos

Doses: 1 pessoa

Ingredientes:

50 g de macarrão integral

100 g de leguminosas mistas

(por exemplo, grão de bico, lentilha, feijão)

1/2 cebola pequena

1 cenoura pequena, 1 talo de aipo

1 dente de alho, 1 tomate pelado

1 litro de caldo de legumes

1 colher de sopa de azeite extra virgem

Salsa fresca picada

Sal e pimenta a gosto

Preparação:

Lave as leguminosas misturadas e deixe-as de molho por pelo menos 30 minutos. Pique finamente a cebola, a cenoura e o aipo. Frite a cebola, a cenoura e o aipo numa frigideira com azeite por alguns minutos, até ficarem macios. Adicione o alho picado e cozinhe por mais um minuto. Adicione o tomate pelado e amasse com uma colher. Adicione o caldo de legumes e deixe ferver. Adicione os legumes escorridos e cozinhe por cerca de 20 minutos, até ficarem macios. Adicione o macarrão integral e cozinhe pelo tempo indicado na embalagem. Tempere com sal e pimenta a gosto. Sirva a sopa quente, polvilhada com salsa fresca picada. Valores nutricionais: Calorias: aproximadamente 350 kcal

Proteína: aproximadamente 30 g, Gordura: aproximadamente 10 g

Carboidratos: aproximadamente 25 g

FASE DE ESTABILIZAÇÃO

MASSA INTEIRA COM TOMATE E MANJERICÃO

Tempo de preparo: 20 minutos

Tempo de cozimento: 20 minutos

Doses: 1 pessoa

Ingredientes:

80 g de macarrão integral

400 g de tomate pelado

1/2 cebola pequena

1 dente de alho

1 colher de sopa de azeite extra virgem

Manjericão fresco picado

Sal e pimenta a gosto

Preparação:

Lave os tomates pelados e corte-os em pedaços pequenos. Pique finamente a cebola e o alho. Frite a cebola e o alho em uma panela com azeite por alguns minutos, até ficarem macios. Adicione os tomates pelados, uma pitada de sal e pimenta. Cozinhe por cerca de 15 minutos, mexendo de vez em quando, até o molho ficar espesso. Cozinhe o macarrão integral em água fervente com sal pelo tempo indicado na embalagem. Escorra o macarrão e tempere com o molho de tomate. Adicione o manjericão fresco picado e misture bem. Sirva o macarrão quente.

Valores nutricionais:

Calorias: aproximadamente 350 kcal

Proteína: aproximadamente 25 g

Gordura: aproximadamente 10 g

Carboidratos: aproximadamente 30 g

RISOTO COM MISTA DE COGUMELOS

Tempo de preparo: 25 minutos

Tempo de cozimento: 20 minutos

Doses: 1 pessoa

Ingredientes:

80 g de arroz Carnaroli

100 g de cogumelos frescos misturados

1/2 cebola pequena

1 dente de alho

1 colher de sopa de azeite extra virgem

1/2 copo de vinho branco seco (opcional)

400 ml de caldo de legumes light

Salsa fresca picada

Sal e pimenta a gosto

Preparação:

Lave e corte os cogumelos. Pique finamente a cebola e o alho. Frite a cebola e o alho em uma frigideira antiaderente com azeite por alguns minutos, até ficarem macios. Adicione os cogumelos e cozinhe por 5-7 minutos, mexendo sempre. Deglaze com vinho branco seco (opcional) e deixe o álcool evaporar. Adicione o arroz Carnaroli e torradas por um minuto. Adicione o caldo de legumes quente, uma concha de cada vez, mexendo sempre, e cozinhe por cerca de 15 minutos, até o arroz ficar cremoso. Tempere com sal e pimenta a gosto. Desligue o fogo e misture o risoto com uma colher de manteiga (opcional). Sirva o risoto quente, polvilhado com salsa fresca picada. Valores nutricionais:

Calorias: aproximadamente 400 kcal, Proteínas: aproximadamente 30 g

Gordura: aproximadamente 15 g, Carboidratos: aproximadamente 25 g

SOPA MISTA DE LEGUMES

Tempo de preparo: 40 minutos

Tempo de cozimento: 40 minutos

Doses: 1 pessoa

Ingredientes:

100 g de leguminosas mistas

(grão de bico, lentilha, feijão)

1/2 cebola pequena

1 cenoura pequena

1 talo de aipo

1 dente de alho

1 tomate pelado

1 litro de caldo de legumes

1 colher de sopa de azeite extra virgem

Salsa fresca picada

Sal e pimenta a gosto

Preparação:

Lave as leguminosas misturadas e deixe-as de molho por pelo menos 30 minutos. Pique finamente a cebola, a cenoura e o aipo. Frite a cebola, a cenoura e o aipo numa frigideira com azeite por alguns minutos, até ficarem macios. Adicione o alho picado e cozinhe por mais um minuto. Adicione o tomate pelado e amasse com uma colher. Adicione o caldo de legumes e deixe ferver. Adicione os legumes escorridos e cozinhe por cerca de 20 minutos, até ficarem macios. Tempere com sal e pimenta a gosto. Sirva a sopa quente, polvilhada com salsa fresca picada.

Valores nutricionais:

Calorias: aproximadamente 350 kcal

Proteína: aproximadamente 30 g

Gordura: aproximadamente 10 g

Carboidratos: aproximadamente 25 g

PENNE DE TRIGO INTEGRAL COM BERINGELA, TOMATE SECOS E MANJERICÃO

Tempo de preparo: 30 minutos

Tempo de cozimento: 30 minutos

Doses: 1 pessoa

Ingredientes:

80 g de penne integral

1 berinjela pequena

5 tomates secos

1/2 cebola pequena

1 dente de alho

1 colher de sopa de azeite extra virgem

Manjericão fresco picado

Sal e pimenta a gosto

Preparação:

Lave a berinjela e corte-a em cubos. Hidrate os tomates secos em água morna por 10 minutos. Pique finamente a cebola e o alho. Frite a cebola e o alho em uma panela com azeite por alguns minutos, até ficarem macios. Adicione a berinjela em cubos e cozinhe por 10 minutos, mexendo sempre. Adicione os tomates secos, espremidos e cortados em pedaços. Cozinhe por mais 5 minutos, mexendo delicadamente. Cozinhe o penne integral em água fervente com sal pelo tempo indicado na embalagem. Escorra o macarrão e tempere com a berinjela e o molho de tomate seco. Adicione o manjericão fresco picado e misture bem. Sirva o penne quente.

Valores nutricionais:

Calorias: aproximadamente 400 kcal, Proteínas: aproximadamente 25 g

Gordura: aproximadamente 15 g, Carboidratos: aproximadamente 30 g

NHOQUES DE RICOTA
E ESPINAFRE

Tempo de preparo: 30 minutos

Tempo de cozimento: 20 minutos

Doses: 1 pessoa

Ingredientes:

200g de ricota

100g de espinafre

50 g de farinha integral

1 ovo

1 pitada de noz-moscada

Sal e pimenta a gosto

Preparação:

Lave os espinafres e ferva-os em água fervente com sal por um minuto. Escorra-os e esprema-os bem. Em uma tigela, misture a ricota, o ovo, a farinha integral, uma pitada de noz moscada, o sal e a pimenta. Adicione o espinafre picado e misture bem. Forme o nhoque com a mistura obtida. Cozinhe os nhoques em água fervente com sal por alguns minutos, até que subam à superfície. Escorra os nhoques e tempere com um fio de azeite e uma pitada de parmesão ralado (opcional).

Valores nutricionais:

Calorias: aproximadamente 400 kcal

Proteína: aproximadamente 35 g

Gordura: aproximadamente 15 g

Carboidratos: aproximadamente 20 g

PENNE COM LEGUMES GRELHADOS E FETA

Tempo de preparo: 20 minutos

Tempo de cozimento: 20 minutos

Doses: 1 pessoa

Ingredientes:

80g de Penne integral

1 abobrinha pequena

1 pimenta pequena

1 berinjela pequena

100 g de queijo feta

1 colher de sopa de azeite extra virgem

Manjericão fresco picado

Sal e pimenta a gosto

Preparação:

Lave os legumes e corte-os em tiras. Grelhe os legumes durante cerca de 10 minutos, virando-os frequentemente. Cozinhe o penne integral em água fervente com sal pelo tempo indicado na embalagem. Numa frigideira derreta o queijo feta com um fio de azeite durante um minuto. Escorra a massa e tempere com os legumes grelhados e o queijo feta derretido. Adicione o manjericão fresco picado e misture bem. Sirva o penne quente.

Valores nutricionais:

Calorias: aproximadamente 450 kcal

Proteína: aproximadamente 30 g

Gordura: aproximadamente 20 g

Carboidratos: aproximadamente 25 g

RISOTO INTEIRO COM ABOBRINHA E CAMARÕES

Tempo de preparo: 25 minutos

Tempo de cozimento: 20 minutos

Doses: 1 pessoa

Ingredientes:

80 g de arroz Carnaroli integral

100 g de abobrinha

100 g de camarões limpos

1/2 cebola pequena

1 dente de alho

1 colher de sopa de azeite extra virgem

1/2 copo de vinho branco seco (opcional)

400 ml de caldo de legumes light

Salsa fresca picada

Sal e pimenta a gosto

Preparação:

Lave as abobrinhas e corte-as em cubos. Descasque os camarões e limpe-os. Pique finamente a cebola e o alho. Frite a cebola e o alho em uma frigideira antiaderente com azeite por alguns minutos, até ficarem macios. Adicione as abobrinhas cortadas em cubos e cozinhe por 5-7 minutos, mexendo sempre. Deglaze com vinho branco seco (opcional) e deixe o álcool evaporar. Adicione o arroz Carnaroli integral e torradas por um minuto. Adicione o caldo de legumes quente, uma concha de cada vez, mexendo sempre, e cozinhe por cerca de 15 minutos, até o arroz ficar cremoso.

Adicione o camarão e cozinhe por mais 2-3 minutos. Tempere com sal e pimenta a gosto. Desligue o fogo e misture o risoto com uma colher de manteiga (opcional). Sirva o risoto quente, polvilhado com salsa fresca picada.

Valores nutricionais:

Calorias: aproximadamente 500 kcal

Proteína: aproximadamente 40 g

Gordura: aproximadamente 20 g

Carboidratos: aproximadamente 30 g

TORTELLINI INTEIRO COM MOLHO DE PERU

Tempo de preparo: 45 minutos

Tempo de cozimento: 40 minutos

Doses: 1 pessoa

Ingredientes:

200 g de tortellini integral

200 g de peru picado

1/2 cebola pequena

1 cenoura pequena

1 talo de aipo

1 dente de alho

400 g de tomate pelado

1 colher de sopa de azeite extra virgem

Manjericão fresco picado

Sal e pimenta a gosto

Preparação:

Pique finamente a cebola, a cenoura e o aipo. Frite a cebola, a cenoura e o aipo numa frigideira com azeite por alguns minutos, até ficarem macios. Adicione o alho picado e cozinhe por mais um minuto. Adicione o peru moído e cozinhe por cerca de 5 minutos, mexendo sempre. Adicione os tomates pelados, uma pitada de sal e pimenta. Cozinhe por cerca de 20 minutos, mexendo de vez em quando, até o ragù ficar espesso. Cozinhe o tortellini integral em água fervente com sal pelo tempo indicado na embalagem. Escorra os tortellini e tempere com o ragu de peru. Adicione o manjericão fresco picado e misture bem. Sirva o tortellini quente. Valores nutricionais:

Calorias: aproximadamente 600 kcal, Proteínas: aproximadamente 50 g

Gordura: aproximadamente 25 g, Carboidratos: aproximadamente 40 g

RECEITAS
SEGUNDOS PRATOS

FASE DE ATAQUE

FILÉ DE SALMÃO LIMÃO COM LEGUMES GRELHADOS

Tempo de preparo: 20 minutos

Tempo de cozimento: 20 minutos

Doses: 1 pessoa

Ingredientes:

150 g de filé de salmão

1 limão

1 colher de sopa de azeite extra virgem

Salsa fresca picada

Sal e pimenta a gosto

Legumes grelhados a gosto

(abobrinha, pimentão, berinjela)

Preparação:

Lave o filé de salmão e seque bem com papel de cozinha. Salgue e apimente o salmão dos dois lados. Esprema o suco de limão sobre o salmão e massageie suavemente. Aqueça o azeite virgem extra numa frigideira antiaderente. Cozinhe o filé de salmão por cerca de 5 minutos de cada lado, até dourar e estar cozido. Enquanto isso, grelhe os legumes a gosto. Sirva o filé de salmão com os legumes grelhados e decore com salsa fresca picada.

Valores nutricionais:

Calorias: aproximadamente 450 kcal

Proteína: aproximadamente 40 g

Gordura: aproximadamente 20 g

Carboidratos: aproximadamente 5 g

PEITO DE FRANGO ASSADO COM ERVAS AROMÁTICAS

Tempo de preparo: 20 minutos

Tempo de cozimento: 30 minutos

Doses: 1 pessoa

Ingredientes:

150g de peito de frango

1 colher de sopa de óleo

azeite extra virgem

1 dente de alho

Alecrim fresco

Sálvia fresca

Tomilho fresco

Sal e pimenta a gosto

Preparação:

Pré-aqueça o forno a 180°C. Lave o peito de frango e seque bem com papel de cozinha. Numa tigela, misture o azeite virgem extra, o alho picado, o alecrim fresco, a sálvia fresca e o tomilho fresco. Salgue e apimente o peito de frango dos dois lados. Regue o peito de frango com a mistura de ervas. Cozinhe o peito de frango no forno por cerca de 30 minutos, até dourar e ficar cozido. Sirva o peito de frango com acompanhamento de legumes de sua preferência.

Valores nutricionais:

Calorias: aproximadamente 350 kcal

Proteína: aproximadamente 45 g

Gordura: aproximadamente 15 g

Carboidratos: aproximadamente 0 g

OMELETE DE ESPARGOS E COGUMELOS

Tempo de preparo: 15 minutos

Tempo de cozimento: 10 minutos

Doses: 1 pessoa

Ingredientes:

2 ovos

100 g de aspargos

50 g de cogumelos mistos

1/2 cebola pequena

1 colher de sopa de óleo

azeite extra virgem

Salsa fresca picada

Sal e pimenta a gosto

Preparação:

Lave os aspargos e corte-os em pedaços pequenos. Lave os cogumelos e corte-os em rodelas. Pique a cebola finamente. Frite a cebola em uma frigideira antiaderente com azeite por alguns minutos, até amolecer. Adicione os aspargos e os cogumelos e cozinhe por 5 minutos, mexendo sempre. Numa tigela, bata os ovos com uma pitada de sal e pimenta. Despeje a mistura de ovos na panela com os aspargos e os cogumelos. Cozinhe a omelete por cerca de 5 minutos, até ficar cozida. Dobre a omelete ao meio e sirva. Decore com salsa fresca picada.

Valores nutricionais:

Calorias: aproximadamente 300 kcal

Proteína: aproximadamente 30 g

Gordura: aproximadamente 15 g

Carboidratos: aproximadamente 5 g

SALMÃO COZIDO A VAPOR COM MOLHO DE LIMÃO E ERVAS

Tempo de preparo: 15 minutos

Tempo de cozimento: 10 minutos

Doses: 1 pessoa

Ingredientes:

150 g de filé de salmão

1 limão

1 colher de sopa de óleo

azeite extra virgem

Salsa fresca picada

Endro fresco picado

Sal e pimenta a gosto

Preparação:

Lave o filé de salmão e seque bem com papel de cozinha. Salgue e apimente o salmão dos dois lados. Cozinhe o salmão no vapor por cerca de 10 minutos, até ficar cozido. Entretanto, prepare o molho de limão e ervas: numa tigela, misture o sumo de um limão, o azeite virgem extra, a salsa fresca picada e o endro fresco picado. Sirva o salmão cozido no vapor com o molho de limão e ervas.

Valores nutricionais:

Calorias: aproximadamente 350 kcal

Proteína: aproximadamente 40 g

Gordura: aproximadamente 15 g

Carboidratos: aproximadamente 0 g

FILÉ DE CARNE GRELHADO COM TOMATE ASSADOS

Tempo de preparo: 20 minutos

Tempo de cozimento: 20 minutos

Doses: 1 pessoa

Ingredientes:

150 g de filé bovino

2 tomates

1 colher de sopa de óleo

azeite extra virgem

Alecrim fresco

Sálvia fresca

Sal e pimenta a gosto

Preparação:

Lave o filé de vaca e seque bem com papel de cozinha. Salgue e apimente o filé de carne dos dois lados. Lave os tomates e corte-os ao meio. Numa tigela, misture o azeite virgem extra, o alecrim fresco e a sálvia fresca. Pincele os tomates com a mistura de ervas. Cozinhe o filé de carne grelhado por cerca de 5 minutos de cada lado, até dourar e estar cozido. Entretanto, leve os tomates ao forno a 180°C durante cerca de 15 minutos, até ficarem assados. Sirva o lombo de vaca com os tomates assados.

Valores nutricionais:

Calorias: aproximadamente 400 kcal

Proteína: aproximadamente 45 g

Gordura: aproximadamente 20 g

Carboidratos: aproximadamente 5 g

PEIXE ESPADA GRELHADO COM ESPINAFRE AO LADO

Tempo de preparo: 20 minutos

Tempo de cozimento: 15 minutos

Doses: 1 pessoa

Ingredientes:

150 g de peixe-espada

200g de espinafre

1 dente de alho

1 colher de sopa de óleo

azeite extra virgem

Sal e pimenta a gosto

Preparação:

Lave o peixe-espada e seque-o bem com papel de cozinha. Salgue e apimente o peixe-espada dos dois lados. Grelhe o peixe-espada por cerca de 5 minutos de cada lado, até dourar e estar cozido. Enquanto isso, lave os espinafres e ferva-os em água fervente com sal por um minuto. Escorra-os e esprema-os bem. Numa frigideira, aqueça o azeite virgem extra e frite o alho picado por um minuto. Adicione o espinafre e cozinhe por 5 minutos, mexendo sempre. Sirva o peixe-espada com os espinafres salteados.

Valores nutricionais:

Calorias: aproximadamente 350 kcal

Proteína: aproximadamente 40 g

Gordura: aproximadamente 15 g

Carboidratos: aproximadamente 5 g

SALADA DE ATUM COM TOMATES E PEPINOS

Tempo de preparo: 10 minutos

Tempo de cozimento: 0

Doses: 1 pessoa

Ingredientes:

150g de atum em lata

100 g de tomate cereja

1 pepino

1/2 cebola roxa

1 colher de sopa de óleo

azeite extra virgem

Salsa fresca picada

Sal e pimenta a gosto

Preparação:

Lave os tomates cereja e corte-os ao meio. Lave o pepino e corte-o em rodelas finas. Pique finamente a cebola roxa. Numa tigela, misture o atum, o tomate cereja, o pepino, a cebola roxa, o azeite virgem extra, a salsa fresca picada, o sal e a pimenta a gosto. Sirva a salada de atum fresco.

Valores nutricionais:

Calorias: aproximadamente 350 kcal

Proteína: aproximadamente 40 g

Gordura: aproximadamente 20 g

Carboidratos: aproximadamente 5 g

FILÉ DE BACALHAU ASSADO COM TOMATE E ORÉGANO

Tempo de preparo: 15 minutos

Tempo de cozimento: 20 minutos

Doses: 1 pessoa

Ingredientes:

150 g de filé de bacalhau

100 g de tomate cereja

1 colher de sopa de óleo

azeite extra virgem

Orégano fresco

Sal e pimenta a gosto

Preparação:

Pré-aqueça o forno a 180°C. Lave o filé de bacalhau e seque-o bem com papel de cozinha. Salgue e apimente o filé de bacalhau dos dois lados. Em uma assadeira unte o fundo com azeite extra virgem. Disponha o filé de bacalhau na frigideira e distribua os tomates cereja cortados ao meio. Polvilhe com orégano fresco. Leve ao forno durante cerca de 20 minutos, até o bacalhau ficar cozido. Sirva o filé de bacalhau assado com tomate cereja e orégano.

Valores nutricionais:

Calorias: aproximadamente 300 kcal

Proteína: aproximadamente 45 g

Gordura: aproximadamente 10 g

Carboidratos: aproximadamente 5 g

CURRY DE FRANGO COM LEGUMES GRELHADOS

Tempo de preparo: 25 minutos

Tempo de cozimento: 20 minutos

Doses: 1 pessoa

Ingredientes:

150g de peito de frango

1 colher de sopa de azeite extra virgem

1 cebola pequena

1 dente de alho

1 colher de chá de curry em pó

400ml de leite de coco

100 g de legumes grelhados a gosto

(abobrinha, pimentão, berinjela)

Salsa fresca picada, sal e pimenta a gosto

Preparação:

Lave o peito de frango e seque bem com papel de cozinha. Corte o peito de frango em cubos. Numa frigideira antiaderente, aqueça o azeite virgem extra e frite a cebola picada e o alho picado durante alguns minutos, até ficarem macios. Adicione o curry em pó e misture bem. Adicione o peito de frango em cubos e cozinhe por 5 minutos, mexendo sempre. Despeje o leite de coco e cozinhe por cerca de 15 minutos, até que o frango esteja cozido e o molho engrosse. Adicione legumes grelhados a gosto e misture delicadamente. Sirva o curry de frango com salsa fresca picada.

Valores nutricionais:

Calorias: aproximadamente 500 kcal, Proteínas: aproximadamente 45 g

Gordura: aproximadamente 25 g, Carboidratos: aproximadamente 5 g

SALMÃO GRELHADO
COM MOLHO CÍTRICO

Tempo de preparo: 15 minutos

Tempo de cozimento: 15 minutos

Doses: 1 pessoa

Ingredientes:

150 g de filé de salmão

1 limão

1 laranja

1 colher de sopa de óleo

azeite extra virgem

Salsa fresca picada

Sal e pimenta a gosto

Preparação:

Lave o filé de salmão e seque bem com papel de cozinha. Salgue e apimente o salmão dos dois lados. Grelhe o salmão por cerca de 10 minutos de cada lado, até dourar e estar cozido. Entretanto, prepare o molho cítrico: numa tigela, misture o sumo de um limão, o sumo de uma laranja, o azeite virgem extra e a salsa fresca picada. Sirva o salmão grelhado com o molho cítrico.

Valores nutricionais:

Calorias: aproximadamente 400 kcal

Proteína: aproximadamente 40 g

Gordura: aproximadamente 20 g

Carboidratos: aproximadamente 5 g

BIFE DE CARNE COM PIMENTÃO E CEBOLA

Tempo de preparo: 20 minutos

Tempo de cozimento: 20 minutos

Doses: 1 pessoa

Ingredientes:

150 g de bife de vaca

1 pimentão verde

1 cebola pequena

1 colher de sopa de óleo

azeite extra virgem

Alecrim fresco

Sálvia fresca

Sal e pimenta a gosto

Preparação:

Lave o bife e seque-o bem com papel de cozinha. Salgue e apimente o bife dos dois lados. Lave o pimentão verde e corte-o em rodelas. Pique a cebola finamente. Numa frigideira antiaderente, aqueça o azeite virgem extra e frite a cebola por alguns minutos, até amolecer. Adicione a pimenta fatiada e cozinhe por 5 minutos, mexendo sempre. Grelhe o bife por cerca de 5 minutos de cada lado, até dourar e ficar cozido. Sirva o bife com pimentão salteado e cebola, guarnecido com alecrim fresco e sálvia fresca. Valores nutricionais:

Calorias: aproximadamente 450 kcal

Proteína: aproximadamente 50 g

Gordura: aproximadamente 20 g

Carboidratos: aproximadamente 5 g

PEITO DE FRANGO RECHEADO COM ESPINAFRE E QUEIJO MAGRO

Tempo de preparo: 25 minutos

Tempo de cozimento: 30 minutos

Doses: 1 pessoa

Ingredientes:

150g de peito de frango

200g de espinafre

50g de ricota

1 dente de alho

1 colher de sopa de óleo

azeite extra virgem

Sálvia fresca

Sal e pimenta a gosto

Preparação:

Lave o peito de frango e seque bem com papel de cozinha. Abra um bolso no peito de frango com uma faca afiada. Numa frigideira, aqueça o azeite virgem extra e frite o alho picado por um minuto. Adicione o espinafre e cozinhe por 5 minutos, mexendo sempre. Escorra-os e esprema-os bem. Em uma tigela, misture o espinafre, a ricota, a sálvia fresca, o sal e a pimenta a gosto. Recheie o peito de frango com a mistura de espinafre e ricota. Feche o bolso do peito de frango com barbante. Cozinhe o peito de frango no forno a 180°C por cerca de 30 minutos, até dourar e ficar cozido.
Valores nutricionais:

Calorias: aproximadamente 400 kcal

Proteína: aproximadamente 50 g

Gordura: aproximadamente 15 g

Carboidratos: aproximadamente 5 g

ATUM GRELHADO COM MOLHO DE TOMATE E MANJERICÃO

Tempo de preparo: 15 minutos

Tempo de cozimento: 10 minutos

Doses: 1 pessoa

Ingredientes:

150 g de atum fresco

200 g de tomate pelado

1/2 cebola pequena

1 dente de alho

1 colher de sopa de óleo

azeite extra virgem

Manjericão fresco

Sal e pimenta a gosto

Preparação:

Lave o atum fresco e seque-o bem com papel de cozinha. Salgue e apimente o atum dos dois lados. Grelhe o atum por cerca de 5 minutos de cada lado, até dourar e ficar cozido. Entretanto prepare o molho de tomate e manjericão: numa frigideira aqueça o azeite virgem extra e frite a cebola picada e o alho picado durante alguns minutos, até amolecerem. Adicione os tomates pelados e amasse-os com um garfo. Cozinhe por cerca de 10 minutos, mexendo sempre, até o molho engrossar. Adicione manjericão fresco picado, sal e pimenta a gosto. Sirva o atum grelhado com o molho de tomate e manjericão. Valores nutricionais:

Calorias: aproximadamente 400 kcal

Proteína: aproximadamente 50 g

Gordura: aproximadamente 15 g

Carboidratos: aproximadamente 5 g

BACALHAU ASSADO EM PAPEL ALUMÍNIO COM MIX DE LEGUMES

Tempo de preparo: 20 minutos

Tempo de cozimento: 20 minutos

Doses: 1 pessoa

Ingredientes:

150 g de filé de bacalhau

200 g de vegetais mistos

(abobrinha, pimentão, cenoura)

1/2 cebola pequena

1 dente de alho

1 colher de sopa de óleo

azeite extra virgem

Salsa fresca picada

Sal e pimenta a gosto

Preparação:

Pré-aqueça o forno a 180°C. Lave o filé de bacalhau e seque-o bem com papel de cozinha. Lave os legumes misturados e corte-os em pedaços. Numa tigela, misture os legumes com o azeite virgem extra, sal e pimenta a gosto. Coloque o filé de bacalhau sobre uma folha de papel manteiga. Distribua os legumes à volta do bacalhau. Feche o saco de papel manteiga. Leve ao forno durante cerca de 20 minutos, até o bacalhau estar cozido e os legumes ficarem macios. Sirva o bacalhau em papel alumínio com salsa fresca picada.

Valores nutricionais:

Calorias: aproximadamente 350 kcal

Proteína: aproximadamente 45 g

Gordura: aproximadamente 10 g

Carboidratos: aproximadamente 5 g

PERU ASSADO COM ESPECIARIAS MEDITERRÂNEAS

Tempo de preparo: 25 minutos

Tempo de cozimento: 40 minutos

Doses: 1 pessoa

Ingredientes:

150g de peito de peru

1 colher de sopa de óleo

azeite extra virgem

1 colher de chá de orégano seco

1/2 colher de chá de tomilho seco

1/4 colher de chá de páprica doce

Sal e pimenta a gosto

Preparação:

Pré-aqueça o forno a 180°C. Lave o peito de peru e seque-o bem com papel de cozinha. Numa tigela, misture o azeite virgem extra, o orégano seco, o tomilho seco, a páprica doce, o sal e a pimenta a gosto. Polvilhe a mistura de especiarias sobre o peito de peru. Coloque o peito de peru em uma assadeira forrada com papel manteiga. Asse no forno por cerca de 40 minutos, até que o peru esteja dourado e cozido.

Valores nutricionais:

Calorias: aproximadamente 350 kcal

Proteína: aproximadamente 50 g

Gordura: aproximadamente 15 g

Carboidratos: aproximadamente 0 g

VITELA MILANESA COM SALADA MISTA

Tempo de preparo: 20 minutos

Tempo de cozimento: 15 minutos

Doses: 1 pessoa

Ingredientes:

150 g de fatia de vitela

1 ovo

Farinha de glúten de trigo duro

Migalhas de pão

Óleo de semente para fritar

Salada mista

(alface, tomate cereja, pepino)

Limão

Azeite virgem extra

Sal e pimenta a gosto

Preparação:

Bata o ovo em um prato raso. Coloque a farinha de glúten de trigo duro em outro prato raso. Misture a farinha de rosca com uma pitada de sal em um terceiro prato raso. Passe a fatia de vitela na farinha de glúten de trigo duro, depois no ovo batido e por último no pão ralado. Aqueça o óleo vegetal em uma frigideira antiaderente. Frite a rodela de vitela por cerca de 5 minutos de cada lado, até dourar e ficar cozida. Entretanto prepare a salada mista: lave e seque a alface, corte os tomates cereja e os pepinos. Tempere a salada com suco de limão, azeite extra virgem, sal e pimenta a gosto. Sirva a costelinha à milanesa com a salada mista.

Valores nutricionais:

Calorias: aproximadamente 500 kcal

Proteína: aproximadamente 50 g

Gordura: aproximadamente 30 g

Carboidratos: aproximadamente 5 g

FASE DE CONSOLIDAÇÃO

TRUTA SALMÃO ASSADA COM BATATAS

Tempo de preparo: 20 minutos

Tempo de cozimento: 30 minutos

Doses: 1 pessoa

Ingredientes:

150 g de truta salmão

200g de batatas

1 colher de sopa de óleo

azeite extra virgem

Alecrim fresco

Sálvia fresca

Sal e pimenta a gosto

Preparação:

Pré-aqueça o forno a 180°C. Lave a truta salmão e seque bem com papel de cozinha. Salgue e apimente a truta salmão dos dois lados. Descasque as batatas e corte-as em rodelas. Coloque as batatas às rodelas num tabuleiro e tempere com azeite virgem extra, sal e pimenta a gosto. Coloque a truta salmão por cima das batatas. Decore com alecrim fresco e sálvia fresca. Leve ao forno por cerca de 30 minutos, até que a truta salmão esteja cozida e as batatas douradas.

Valores nutricionais:

Calorias: aproximadamente 500 kcal

Proteína: aproximadamente 40 g

Gordura: aproximadamente 25 g

Carboidratos: aproximadamente 10 g

ROLOS DE VEGETAIS COM FETA E TOMATES

Tempo de preparo: 20 minutos

Tempo de cozimento: 15 minutos

Doses: 1 pessoa

Ingredientes:

1 abobrinha média

1 berinjela média

100 g de queijo feta

5 tomates cereja

1 colher de sopa de óleo

azeite extra virgem

Manjericão fresco

Sal e pimenta a gosto

Preparação:

Lave a curgete e a beringela e corte-as em tiras finas. Grelhe as tiras de abobrinha e berinjela por alguns minutos de cada lado, até ficarem macias. Esfarele o queijo feta em uma tigela. Corte os tomates cereja em pedaços pequenos. Misture o queijo feta, o tomate cereja, o azeite virgem extra, o manjericão fresco, o sal e a pimenta a gosto. Coloque uma colher da mistura de queijo feta e tomate cereja em cada tira de abobrinha e berinjela grelhadas. Enrole as tiras de vegetais para formar rolinhos. Sirva os rolinhos de legumes com queijo feta e tomate. Valores nutricionais:

Calorias: aproximadamente 350 kcal

Proteína: aproximadamente 30 g

Gordura: aproximadamente 20 g

Carboidratos: aproximadamente 5 g

PEITO DE FRANGO LIMÃO COM ARROZ INTEGRAL

Tempo de preparo: 20 minutos

Tempo de cozimento: 30 minutos

Doses: 1 pessoa

Ingredientes:

150g de peito de frango

1 limão

1 colher de sopa de óleo

azeite extra virgem

Alecrim fresco

Sálvia fresca

Sal e pimenta a gosto

80g de arroz integral

Preparação:

Lave o peito de frango e seque bem com papel de cozinha. Salgue e apimente o peito de frango dos dois lados. Em uma frigideira antiaderente, aqueça o azeite extra virgem e cozinhe o peito de frango por cerca de 5 minutos de cada lado, até dourar e ficar cozido. Enquanto isso, prepare o arroz integral: lave o arroz em água corrente e cozinhe em água fervente com sal por cerca de 30 minutos, até ficar macio. Sirva o peito de frango com limão e arroz integral, guarnecido com alecrim fresco e sálvia fresca.

Valores nutricionais:

Calorias: aproximadamente 450 kcal

Proteína: aproximadamente 50 g

Gordura: aproximadamente 15 g

Carboidratos: aproximadamente 20 g

ESCALOPPINA DE PERU COM COGUMELOS E SALSA

Tempo de preparo: 25 minutos

Tempo de cozimento: 20 minutos

Doses: 1 pessoa

Ingredientes:

150 g de fatias de peru

200 g de cogumelos mistos

1/2 cebola pequena

1 dente de alho

1 colher de sopa de óleo

azeite extra virgem

Salsa fresca picada

Sal e pimenta a gosto

Preparação:

Lave as fatias de peru e seque-as bem com papel de cozinha. Salgue e apimente as fatias de peru dos dois lados. Numa frigideira antiaderente, aqueça o azeite virgem extra e frite a cebola picada e o alho picado durante alguns minutos, até ficarem macios. Adicione os cogumelos misturados e cozinhe por cerca de 5 minutos, mexendo sempre. Adicione as fatias de peru e cozinhe por cerca de 5 minutos de cada lado, até que estejam douradas e cozidas. Adicione a salsa fresca picada e misture delicadamente. Sirva os escalopes de peru com cogumelos e salsa. **Valores nutricionais:**

Calorias: aproximadamente 400 kcal

Proteína: aproximadamente 45 g

Gordura: aproximadamente 15 g

Carboidratos: aproximadamente 5 g

SALMÃO EM PAPEL COM LEGUMES E PESTO

Tempo de preparo: 20 minutos

Tempo de cozimento: 20 minutos

Doses: 1 pessoa

Ingredientes:

150 g de filé de salmão

200 g de mistura de vegetais (por exemplo, abobrinhas, pimentões, cenouras)

1 colher de sopa de pesto

1/2 cebola pequena

1 dente de alho

1 colher de sopa de azeite extra virgem

Salsa fresca picada

Sal e pimenta a gosto

Preparação:

Pré-aqueça o forno a 180°C. Lave o filé de salmão e seque bem com papel de cozinha. Lave os legumes misturados e corte-os em pedaços. Numa tigela, misture os legumes com o azeite virgem extra, sal e pimenta a gosto. Coloque o filé de salmão sobre uma folha de papel manteiga. Disponha os vegetais ao redor do salmão. Adicione o pesto e a salsa fresca picada. Feche o saco de papel manteiga. Leve ao forno por cerca de 20 minutos, até que o salmão esteja cozido e os vegetais macios.

Valores nutricionais:

Calorias: aproximadamente 450 kcal

Proteína: aproximadamente 45 g

Gordura: aproximadamente 20 g

Carboidratos: aproximadamente 5 g

HAMBÚRGUER VEGETARIANO DE GRÃO DE BICO E LENTILHA

Tempo de preparo: 30 minutos

Tempo de cozimento: 20 minutos

Doses: 1 pessoa

Ingredientes:

100 g de grão de bico seco

100 g de lentilhas secas

1 cebola pequena

1 dente de alho

1 cenoura

1 talo de aipo

1 colher de sopa de pão ralado

1/2 colher de chá de cominho

1/4 colher de chá de páprica doce

1/4 colher de chá de açafrão

Sal e pimenta a gosto

Azeite virgem extra para fritar

Preparação:

Lave o grão de bico e as lentilhas em água corrente e deixe-os de molho por pelo menos 12 horas. Escorra-os e enxágue-os novamente. Em uma panela, cozinhe o grão de bico e as lentilhas em água fervente por cerca de 30 minutos, até ficarem macios. Enquanto isso, pique a cebola, o alho, a cenoura e o aipo. Numa frigideira antiaderente, aqueça um fio de azeite virgem extra e frite os legumes picados durante alguns minutos, até ficarem macios. Escorra o grão de bico e as lentilhas cozidos e amasse-os com um garfo.

Combine os legumes picados, o pão ralado, o cominho, a páprica doce, a cúrcuma, o sal e a pimenta a gosto. Misture bem a mistura e forme dois hambúrgueres. Numa frigideira antiaderente, aqueça um fio de azeite virgem extra e cozinhe os hambúrgueres vegetarianos durante cerca de 5 minutos de cada lado, até ficarem dourados e cozidos.

Valores nutricionais:

Calorias: aproximadamente 400 kcal

Proteína: aproximadamente 30 g

Gordura: aproximadamente 15 g

Carboidratos: aproximadamente 20 g

FILÉ DE CARNE GRELHADO COM LEGUMES GRELHADOS

Tempo de preparo: 20 minutos

Tempo de cozimento: 15 minutos

Doses: 1 pessoa

Ingredientes:

150 g de filé bovino

200 g de mistura de vegetais (por exemplo, abobrinhas, pimentões, berinjelas)

1 colher de sopa de azeite extra virgem

Alecrim fresco

Sálvia fresca

Sal e pimenta a gosto

Preparação:

Lave o filé de vaca e seque bem com papel de cozinha. Salgue e apimente o filé de carne dos dois lados. Lave os legumes misturados e corte-os em pedaços. Numa frigideira antiaderente, aqueça o azeite virgem extra e grelhe os legumes durante alguns minutos de cada lado, até ficarem macios. Grelhe o filé de carne por cerca de 5 minutos de cada lado, até dourar e ficar cozido. Sirva o filé grelhado com os legumes grelhados, guarnecido com alecrim fresco e sálvia fresca.

Valores nutricionais:

Calorias: aproximadamente 450 kcal

Proteína: aproximadamente 50 g

Gordura: aproximadamente 20 g

Carboidratos: aproximadamente 5 g

OMELETE DE VEGETAIS COM QUEIJO LIGHT

Tempo de preparo: 20 minutos

Tempo de cozimento: 10 minutos

Doses: 1 pessoa

Ingredientes:

2 ovos

200 g de mistura de vegetais (por exemplo, abobrinhas, pimentões, cebolas)

50 g de queijo light ralado

1 colher de sopa de azeite extra virgem

Manjericão fresco

Sal e pimenta a gosto

Preparação:

Bata os ovos numa tigela com uma pitada de sal. Lave os legumes misturados e corte-os em pedaços pequenos. Numa frigideira antiaderente, aqueça o azeite virgem extra e frite os legumes durante alguns minutos, até murcharem. Despeje os ovos batidos na panela e misture delicadamente. Adicione o queijo light ralado e o manjericão fresco picado. Cozinhe a omelete por cerca de 5 minutos, até ficar cozida. Dobre a omelete ao meio e sirva quente.

Valores nutricionais:

Calorias: aproximadamente 350 kcal

Proteína: aproximadamente 30 g

Gordura: aproximadamente 15 g

Carboidratos: aproximadamente 5 g

FASE DE ESTABILIZAÇÃO

ROBALO COM LEGUMES DA SAZÃO

Tempo de preparo: 30 minutos

Tempo de cozimento: 45 minutos

Doses: 1 pessoa

Ingredientes:

1 robalo inteiro pesando aproximadamente 500 g

1 kg de sal grosso

200 g de vegetais sazonais (por exemplo, tomates, abobrinhas, batatas)

1 colher de sopa de azeite extra virgem

Salsa fresca picada

Sal e pimenta a gosto

Preparação:

Pré-aqueça o forno a 200°C. Lave o robalo e seque-o bem com papel de cozinha. Em uma assadeira, coloque uma camada de sal grosso. Coloque o robalo na cama de sal. Distribua os legumes da época à volta do robalo. Cubra o robalo com outra camada de sal grosso, selando bem as bordas. Asse no forno por cerca de 45 minutos. Retire a panela do forno e deixe descansar por alguns minutos. Quebre a crosta de sal com uma colher e retire o robalo. Remova a pele e as barbatanas do robalo. Desfie a carne do robalo com um garfo. Tempere o robalo com um fio de azeite virgem extra, salsa fresca picada, sal e pimenta a gosto. Sirva o robalo salgado com legumes da época. Valores nutricionais:

Calorias: aproximadamente 500 kcal, Proteínas: aproximadamente 60 g

Gordura: aproximadamente 15 g, Carboidratos: aproximadamente 5 g

ESCALOPPINA DE FRANGO COM COGUMELOS E PURÊ DE BATATA

Tempo de preparo: 30 minutos

Tempo de cozimento: 20 minutos

Doses: 1 pessoa

Ingredientes:

150 g de fatias de peito de frango

200 g de cogumelos mistos

1/2 cebola pequena

1 dente de alho

1 colher de sopa de azeite extra virgem

Salsa fresca picada

Sal e pimenta a gosto

200g de batatas

Leite desnatado a gosto

Preparação:

Lave as fatias de peito de frango e seque-as bem com papel de cozinha. Salgue e apimente as fatias de peito de frango dos dois lados. Numa frigideira antiaderente, aqueça o azeite virgem extra e frite a cebola picada e o alho picado durante alguns minutos, até ficarem macios. Adicione os cogumelos misturados e cozinhe por cerca de 5 minutos, mexendo sempre. Adicione as fatias de peito de frango e cozinhe por cerca de 5 minutos de cada lado, até que estejam douradas e cozidas. Entretanto prepare o puré de batata: descasque as batatas e corte-as em pedaços.

Cozinhe as batatas em água fervente com sal por cerca de 15 minutos, até ficarem macias. Amasse as batatas com um garfo e acrescente um pouco de leite desnatado para obter uma mistura cremosa. Sirva as costeletas de frango com cogumelos com purê de batata, guarnecidas com salsa fresca picada. Valores nutricionais:

Calorias: aproximadamente 550 kcal

Proteína: aproximadamente 50 g

Gordura: aproximadamente 20 g

Carboidratos: aproximadamente 30 g

HAMBÚRGUER DE PERU COM PÃO INTEGRAL E LEGUMES GRELHADOS

Tempo de preparo: 25 minutos

Tempo de cozimento: 20 minutos

Doses: 1 pessoa

Ingredientes:

150 g de peru picado

1 sanduíche integral

1/2 cebola pequena

1 tomate

1 abobrinha

1 berinjela

1 colher de sopa de azeite extra virgem

Salsa fresca picada

Sal e pimenta a gosto

Preparação:

Lave a curgete e a beringela e corte-as em rodelas. Grelhe as rodelas de abobrinha e berinjela por alguns minutos de cada lado, até ficarem macias. Numa frigideira antiaderente, aqueça o azeite virgem extra e frite a cebola picada durante alguns minutos, até amolecer. Adicione o peru moído e cozinhe esfarelando com uma colher de pau por cerca de 5 minutos, até dourar. Sal e pimenta a mistura de peru. Aqueça o sanduíche integral. Monte o hambúrguer: espalhe um pouco de salsa fresca picada no pão integral, junte a mistura de peru, as rodelas de tomate e as rodelas de curgete e beringela grelhadas. Feche o sanduíche e sirva o hambúrguer de peru com legumes grelhados. Valores nutricionais:

Calorias: aproximadamente 450 kcal,
Proteínas: aproximadamente 40 g

Gordura: aproximadamente 15 g,
Carboidratos: aproximadamente 20 g

FILÉ DE SALMÃO COM CROSTA DE PISTACHE E CUSCUZ INTEIRO

Tempo de preparo: 30 minutos

Tempo de cozimento: 25 minutos

Doses: 1 pessoa

Ingredientes:

150 g de filé de salmão

50 g de pistache picado

2 colheres de sopa de pão ralado

1 colher de sopa de azeite extra virgem

Salsa fresca picada

Sal e pimenta a gosto

80 g de cuscuz integral

Caldo de legumes a gosto

Preparação:

Pré-aqueça o forno a 200°C.

Lave o filé de salmão e seque bem com papel de cozinha. Numa tigela, misture o pistache picado, o pão ralado, o azeite virgem extra, a salsa fresca picada, o sal e a pimenta a gosto. Espalhe a mistura de pistache sobre o filé de salmão. Disponha o filé de salmão com crosta de pistache em uma assadeira forrada com papel manteiga. Leve ao forno por cerca de 20 minutos, até que o salmão esteja cozido e a crosta dourada. Entretanto, prepare o cuscuz integral: numa panela, leve ao lume o caldo de legumes. Retire do fogo e acrescente o cuscuz integral. Cubra a panela com um pano e deixe descansar por cerca de 5 minutos. Solte todo o cuscuz com um garfo. Sirva o filé de salmão em crosta de pistache com o cuscuz integral. Valores nutricionais:

Calorias: aproximadamente 500 kcal, Proteínas: aproximadamente 45 g

Gordura: aproximadamente 20 g, Carboidratos: aproximadamente 30 g

BIFE COM PIMENTÕES GRELHADOS

Tempo de preparo: 20 minutos

Tempo de cozimento: 20 minutos

Doses: 1 pessoa

Ingredientes:

150 g de bife de vaca

2 pimentões

1 colher de sopa de óleo

azeite extra virgem

Alecrim fresco

Sálvia fresca

Sal e pimenta a gosto

Preparação:

Lave o bife e seque-o bem com papel de cozinha. Salgue e apimente o bife dos dois lados. Lave os pimentões e corte-os em rodelas. Grelhe o bife do lombo por cerca de 5 minutos de cada lado, até ficar cozido. Grelhe os pimentões por cerca de 10 minutos, até ficarem macios. Sirva o bife do lombo com os pimentos grelhados, guarnecido com alecrim fresco e sálvia fresca.

Valores nutricionais:

Calorias: aproximadamente 450 kcal

Proteína: aproximadamente 50 g

Gordura: aproximadamente 20 g

Carboidratos: aproximadamente 5 g

ROLIOS DE BERINGELA COM LEGUMES E QUEIJO LIGHT

Tempo de preparo: 30 minutos

Tempo de cozimento: 20 minutos

Doses: 1 pessoa

Ingredientes:

1 berinjela

100 g de abobrinha

50 g de queijo light ralado

1 colher de sopa de óleo

azeite extra virgem

Manjericão fresco

Sal e pimenta a gosto

Preparação:

Lave a berinjela e corte-a em rodelas finas. Grelhe as rodelas de berinjela por alguns minutos de cada lado, até amolecerem. Lave as abobrinhas e corte-as em tiras. Numa frigideira antiaderente, aqueça o azeite virgem extra e frite as abobrinhas durante alguns minutos, até ficarem macias. Adicione o queijo light ralado e o manjericão fresco picado, misturando bem. Coloque uma colher da mistura de abobrinha e queijo em cada fatia de berinjela grelhada. Enrole as fatias de berinjela para formar rolinhos. Sirva os rolinhos de berinjela com legumes e queijo light. Valores nutricionais:

Calorias: aproximadamente 350 kcal,
Proteínas: aproximadamente 30 g

Gordura: aproximadamente 15 g,
Carboidratos: aproximadamente 5 g

CARNE FATIADA COM SALADA MISTA E TOMATES TEMPERADOS

Tempo de preparo: 20 minutos

Tempo de cozimento: 15 minutos

Doses: 1 pessoa

Ingredientes:

200 g de carne bovina cortada

100 g de salada mista

(alface, rúcula, valeriana)

10 tomates cereja

1 colher de sopa de azeite extra virgem

Vinagre balsâmico a gosto

Sal e pimenta a gosto

Preparação:

Grelhe o bife por cerca de 5 minutos de cada lado, até ficar cozido ao seu gosto. Lave a salada mista e corte-a em pedaços. Lave os tomates cereja e corte-os ao meio. Numa tigela tempere a salada mista com azeite virgem extra, vinagre balsâmico, sal e pimenta a gosto. Disponha a salada mista num prato de servir. Corte o bife e arrume-o sobre a salada. Decore com os tomates cereja temperados.

Valores nutricionais:

Calorias: aproximadamente 500 kcal

Proteína: aproximadamente 60 g

Gordura: aproximadamente 20 g

Carboidratos: aproximadamente 5 g

PEIXE ESPADA COM LIMÃO COM BULGUR E LEGUMES

Tempo de preparo: 30 minutos

Tempo de cozimento: 20 minutos

Doses: 1 pessoa

Ingredientes:

200 g de peixe-espada

80 g de bulgur

100 g de mistura de vegetais (por exemplo, abobrinhas, pimentões, cebolas)

1 colher de sopa de azeite extra virgem

Suco de 1 limão

Salsa fresca picada

Sal e pimenta a gosto

Preparação:

Cozinhe o bulgur em água fervente com sal por cerca de 15 minutos, até ficar macio. Lave o peixe-espada e corte-o em rodelas. Lave os legumes misturados e corte-os em pedaços pequenos. Numa frigideira antiaderente, aqueça o azeite virgem extra e frite os legumes durante alguns minutos, até murcharem. Adicione os bifes de espadarte e cozinhe-os cerca de 5 minutos de cada lado, até ficarem cozidos. Adicione o suco de limão e cozinhe por mais um minuto. Escorra o bulgur e junte-o aos legumes e ao peixe-espada. Tempere com salsa fresca picada, sal e pimenta a gosto. Valores nutricionais:

Calorias: aproximadamente 450 kcal

Proteína: aproximadamente 50 g

Gordura: aproximadamente 15 g

Carboidratos: aproximadamente 20 g

RECEITAS LATERAL

FASE DE ATAQUE

SALADA DE PEPINOS E TOMATE COM VINAGRE DE MAÇÃ E ERVAS AROMÁTICAS

Tempo de preparo: 15 minutos

Tempo de cozimento: -

Doses: 1 pessoa

Ingredientes:

1 pepino médio

1 tomate médio

1 colher de sopa de azeite extra virgem

1 colher de sopa de vinagre de maçã

1/2 colher de chá de orégano seco

1/4 colher de chá de tomilho seco

Sal e pimenta a gosto

Preparação:

Lave o pepino e o tomate. Corte o pepino em rodelas finas e o tomate em cubos. Numa tigela, misture o pepino, o tomate, o azeite virgem extra, o vinagre de maçã, o orégano seco, o tomilho seco, o sal e a pimenta a gosto. Sirva a salada fresca de pepino e tomate.

Valores nutricionais:

Calorias: aproximadamente 150 kcal

Proteína: aproximadamente 2 g

Gordura: aproximadamente 10 g

Carboidratos: aproximadamente 5 g

ESPARGOS GRELHADOS COM AZEITE E PIMENTA PRETA

Tempo de preparo: 10 minutos

Tempo de cozimento: 10 minutos

Doses: 1 pessoa

Ingredientes:

150 g de aspargos

1 colher de sopa de óleo

azeite extra virgem

Pimenta preta a gosto

Preparação:

Lave os aspargos e corte a parte dura. Grelhe os aspargos por cerca de 10 minutos, virando sempre, até ficarem macios. Tempere os espargos grelhados com azeite virgem extra e pimenta preta a gosto. Sirva os aspargos grelhados quentes.

Valores nutricionais:

Calorias: aproximadamente 100 kcal

Proteína: aproximadamente 3 g

Gordura: aproximadamente 8 g

Carboidratos: aproximadamente 3 g

COGUMELOS CHAMPIGNON SALTEADOS COM ALHO E SALSA

Tempo de preparo: 15 minutos

Tempo de cozimento: 10 minutos

Doses: 1 pessoa

Ingredientes:

200 g de cogumelos champignon

1 dente de alho

1 colher de sopa de óleo

azeite extra virgem

Salsa fresca picada

Sal e pimenta a gosto

Preparação:

Lave os cogumelos champignon e corte-os em rodelas. Numa frigideira antiaderente, aqueça o azeite virgem extra e frite o alho picado por um minuto. Adicione os cogumelos e cozinhe-os por cerca de 10 minutos, mexendo sempre, até ficarem macios. Tempere os cogumelos champignon salteados com salsa fresca picada, sal e pimenta a gosto. Sirva os cogumelos champignon salteados quentes.

Valores nutricionais:

Calorias: aproximadamente 150 kcal

Proteína: aproximadamente 3 g

Gordura: aproximadamente 10 g

Carboidratos: aproximadamente 5 g

FASE DE CRUZEIRO

ABOBRINHA GRELHADA COM PIMENTÃO E CEBOLA

Tempo de preparo: 20 minutos

Tempo de cozimento: 20 minutos

Doses: 1 pessoa

Ingredientes:

1 abobrinha média

1/2 pimentão

1/2 cebola

1 colher de sopa de óleo

azeite extra virgem

Orégano seco a gosto

Sal e pimenta a gosto

Preparação:

Lave a curgete, o pimentão e a cebola. Corte a curgete em rodelas, o pimentão em tiras e a cebola em rodelas. Grelhe os legumes por cerca de 10 minutos de cada lado, até ficarem macios. Tempere os legumes grelhados com azeite virgem extra, orégãos secos, sal e pimenta a gosto. Sirva os legumes grelhados quentes.

Valores nutricionais:

Calorias: aproximadamente 150 kcal

Proteína: aproximadamente 2 g

Gordura: aproximadamente 10 g

Carboidratos: aproximadamente 5 g

BERINGELAS ASSADAS COM MOLHO DE TOMATE E MANJERICÃO

Tempo de preparo: 30 minutos

Tempo de cozimento: 30 minutos

Doses: 1 pessoa

Ingredientes:

1 berinjela média

200g de molho de tomate

Manjericão fresco

Azeite extra virgem a gosto

Sal e pimenta a gosto

Preparação:

Pré-aqueça o forno a 180°C. Lave a berinjela e corte-a em rodelas. Disponha as fatias de berinjela em uma assadeira forrada com papel manteiga. Tempere as beringelas com azeite virgem extra, sal e pimenta a gosto. Despeje o molho de tomate sobre as berinjelas. Leve ao forno durante cerca de 30 minutos, até as beringelas ficarem macias. Decore com folhas frescas de manjericão. Sirva as beringelas assadas com molho quente de tomate e manjericão.

Valores nutricionais:

Calorias: aproximadamente 250 kcal

Proteína: aproximadamente 8 g

Gordura: aproximadamente 15 g

Carboidratos: aproximadamente 10 g

SALADA MISTA COM CHICÓRIA ALFACE, RÚCULA E CENOURA RALADA

Tempo de preparo: 10 minutos

Tempo de cozimento: -

Doses: 1 pessoa

Ingredientes:

50 g de Chicoria

50g de alface

30 g de rúcula

1 cenoura média

1 colher de sopa de óleo

azeite extra virgem

Suco de limão a gosto

Sal e pimenta a gosto

Preparação:

Lave a Chicoria, a alface e a rúcula. Corte o radicchio em tiras e a alface em folhas. Rale a cenoura. Numa tigela, misture o Chicoria, a alface, a rúcula, a cenoura ralada, o azeite virgem extra, o suco de limão, o sal e a pimenta a gosto. Você pode adicionar outros vegetais de sua preferência aos legumes grelhados, como tomates ou cogumelos.

Sirva a salada mista fresca.

Valores nutricionais:

Calorias: aproximadamente 100 kcal

Proteína: aproximadamente 3 g

Gordura: aproximadamente 5 g

Carboidratos: aproximadamente 5 g

FASE DE CONSOLIDAÇÃO

QUINOA FRIA COM PIMENTÃO, TOMATES E AZEITONAS PRETAS

Tempo de preparo: 20 minutos

Tempo de cozimento: 15 minutos

Doses: 1 pessoa

Ingredientes:

80g de quinoa

1/2 pimentão

10 tomates cereja

10 azeitonas pretas

1 colher de sopa de óleo

azeite extra virgem

Orégano seco a gosto

Sal e pimenta a gosto

Preparação:

Cozinhe a quinoa em água fervente com sal por cerca de 15 minutos, até ficar cozida. Lave a pimenta e corte-a em pedaços pequenos. Lave os tomates cereja e corte-os ao meio. Escorra a quinoa e tempere com azeite extra virgem, sal e pimenta a gosto. Adicione o pimentão, o tomate cereja e as azeitonas pretas à quinoa. Misture bem e deixe descansar na geladeira por pelo menos 30 minutos antes de servir.

Valores nutricionais:

Calorias: aproximadamente 350 kcal

Proteína: aproximadamente 15 g

Gordura: aproximadamente 15 g

Carboidratos: aproximadamente 30 g

BATATAS DOCES ASSADAS COM ALECRIM E ALHO

Tempo de preparo: 15 minutos

Tempo de cozimento: 45 minutos

Doses: 1 pessoa

Ingredientes:

1 batata doce média

1 dente de alho

1 raminho de alecrim

1 colher de sopa de óleo

azeite extra virgem

Sal e pimenta a gosto

Preparação:

Pré-aqueça o forno a 200°C. Lave a batata doce e descasque-a. Corte a batata-doce em rodelas com cerca de 1cm de espessura. Disponha as rodelas de batata-doce num tabuleiro forrado com papel manteiga. Tempere as batatas-doces com azeite virgem extra, sal e pimenta a gosto. Adicione o alho picado e o raminho de alecrim. Asse por cerca de 45 minutos, até as batatas-doces ficarem macias.

Valores nutricionais:

Calorias: aproximadamente 200 kcal

Proteína: aproximadamente 2 g

Gordura: aproximadamente 10 g

Carboidratos: aproximadamente 30 g

FLAN DE ABOBRINHA COM RICOTA E OVOS

Tempo de preparo: 20 minutos

Tempo de cozimento: 30 minutos

Doses: 1 pessoa

Ingredientes:

200 g de abobrinha

100g de ricota

2 ovos

2 colheres de sopa de

queijo parmesão ralado

Sal e pimenta a gosto

Preparação:

Lave as abobrinhas e rale-as. Numa tigela, misture as abobrinhas raladas, a ricota, os ovos, o parmesão ralado, sal e pimenta a gosto. Despeje a mistura em uma assadeira forrada com papel manteiga. Leve ao forno a 180°C por cerca de 30 minutos, até o pudim ficar dourado. Você pode adicionar outros ingredientes de sua preferência à quinoa fria, como queijo feta, milho ou grão de bico. Você pode usar outro tipo de erva para batata-doce assada, como tomilho ou sálvia. Se preferir, pode cozinhar o pudim de curgete numa panela em lume brando durante cerca de 20 minutos. Valores nutricionais:

Calorias: aproximadamente 250 kcal

Proteína: aproximadamente 20 g

Gordura: aproximadamente 15 g

Carboidratos: aproximadamente 5 g

FASE DE ESTABILIZAÇÃO

CUSCUZ INTEIRO COM LEGUMES GRELHADOS E HORTELÃ FRESCA

Tempo de preparo: 20 minutos

Tempo de cozimento: 10 minutos

Doses: 1 pessoa

Ingredientes:

80 g de cuscuz integral

1 abobrinha média

1/2 pimentão

1 cebola roxa

1 colher de sopa de óleo

azeite extra virgem

Hortelã fresca a gosto

Sal e pimenta a gosto

Preparação:

Cozinhe o cuscuz integral em água fervente com sal por cerca de 10 minutos, até ficar cozido. Lave a curgete, o pimentão e a cebola roxa. Corte a curgete em rodelas, o pimentão em tiras e a cebola em rodelas. Grelhe os legumes por cerca de 10 minutos de cada lado, até ficarem macios. Escorra o cuscuz integral e tempere com azeite virgem extra, sal e pimenta a gosto. Adicione os legumes grelhados ao cuscuz e misture bem. Decore com folhas de hortelã fresca. Sirva o cuscuz integral com legumes grelhados e hortelã fresca quente.

Valores nutricionais:

Calorias: aproximadamente 350 kcal

Proteína: aproximadamente 15 g

Gordura: aproximadamente 15 g

Carboidratos: aproximadamente 30 g

BATATAS ASSADAS COM ALECRIM E ALHO

Tempo de preparo: 15 minutos

Tempo de cozimento: 45 minutos

Doses: 1 pessoa

Ingredientes:

1 batata média

1 dente de alho

1 raminho de alecrim

1 colher de sopa de óleo

azeite extra virgem

Sal e pimenta a gosto

Preparação:

Pré-aqueça o forno a 200°C. Lave a batata e descasque-a. Corte a batata em rodelas com cerca de 1 cm de espessura. Disponha as rodelas de batata em uma assadeira forrada com papel manteiga. Tempere as batatas com azeite extra virgem, sal e pimenta a gosto. Adicione o alho picado e o raminho de alecrim. Leve ao forno por cerca de 45 minutos, até as batatas ficarem macias.

Valores nutricionais:

Calorias: aproximadamente 200 kcal

Proteína: aproximadamente 2 g

Gordura: aproximadamente 10 g

Carboidratos: aproximadamente 30 g

OMELETE MISTA DE VEGETAIS COM ESPINAFRE, TOMATE E ABOBRINHA

Tempo de preparo: 20 minutos

Tempo de cozimento: 15 minutos

Doses: 1 pessoa

Ingredientes:

2 ovos

50g de espinafre

5 tomates cereja

1/2 abobrinha

1 colher de sopa de óleo

azeite extra virgem

Sal e pimenta a gosto

Preparação:

Lave os espinafres, os tomates cereja e a abobrinha. Frite a abobrinha picada numa frigideira antiaderente com uma colher de azeite virgem extra durante alguns minutos. Adicione o espinafre e cozinhe por mais um minuto, até murchar. Adicione os tomates cereja cortados ao meio e cozinhe por um minuto. Numa tigela, bata os ovos com uma pitada de sal e pimenta. Despeje a mistura de ovos na panela com os legumes e cozinhe em fogo baixo por cerca de 10 minutos, até que a omelete esteja cozida. Dobre a omelete ao meio e sirva quente.

Valores nutricionais:

Calorias: aproximadamente 250 kcal

Proteína: aproximadamente 20 g

Gordura: aproximadamente 15 g

Carboidratos: aproximadamente 5 g

CONCLUSÃO

Ao concluirmos nossa jornada juntos através da Dieta Dukan 2025, espero sinceramente que você tenha encontrado inspiração, motivação e, o mais importante, resultados tangíveis em sua jornada para o bem-estar e o peso desejado. este livro. As resenhas são essenciais para ajudar outros leitores a descobrir o valor deste programa e para apoiar o trabalho do autor. Se você gostou do livro e ele teve um impacto positivo em sua vida, ficaria extremamente grato se você dedicasse alguns minutos do seu tempo para deixar uma resenha. Sua opinião é importante e pode fazer a diferença para quem busca orientação confiável na busca por saúde e bem-estar.

Obrigado por dedicar seu tempo e atenção a estas páginas, por demonstrar sincero interesse em compreender e melhorar sua saúde. Suas palavras podem ser um guia para outros buscadores de bem-estar que estão embarcando neste caminho. Agradeço profundamente por ter escolhido a Dieta Dukan 2025. Muito obrigado por escolher me acompanhar nesta jornada e por investir na sua saúde e bem-estar. Desejo a você todo sucesso e felicidade em sua jornada futura. Com gratidão, KLARLOCK